看護師の復職をサポート!

ここが変わった!
看護技術
30選

露木 菜緒 =著

ナツメ社

<はじめに>

臨床に戻るのを戸惑っている
看護師のあなたへ
看護技術の変遷と現場の進化

　看護は、時代の流れや医療技術の進化とともに、常に変化してきました。今日の看護現場では、医療機器の進化やエビデンスに基づく看護実践により、効率的かつ質の高いケアが提供されていますが、これらは決して一夜にして成し遂げられたものではありません。その時代、その時の最善と思われるケアを実践し、それに満足せずに振り返り、よりよいものを追求し続けた結果が、今日の看護です。

　また、技術的な進歩だけでなく、時代の変化とともに、看護を提供する場所も変わってきました。以前は、看護ケアの中心は病院内でしたが、現在では在宅医療や地域社会で提供することが求められています。テクノロジーの発展により、モニタリング機器や遠隔医療が普及し、看護師は病院と同じレベルのケアを在宅でも提供できるようになっています。こうした変化は、時代のニーズや医療環境に応じた看護技術の進化を反映しています。

　臨床を離れていると、こうした変化に戸惑い、不安を感じることがあるかもしれません。しかし、かつて培った看護技術や経験は決して無駄にはなりません。看護の根本的な使命で

ある「患者に寄り添い、健康を回復させるための支援をすること」に変わりはないのです。技術やツールが進化しても、患者と向き合う看護師の温かさや、ケアの本質は昔も今も同じです。

　だからこそ、臨床に戻ることを怖がらないでください。新しい技術や方法を身につけ、適応することは決して難しいことではありません。必要なのは少しの学び直しと、新しい知識に対する柔軟な姿勢です。私たちが一緒に歩んできた看護の道は、進化しながらもその根本的な価値は変わっていません。

　この本では、看護技術の「むかし」を振り返りながら、「いま」の現場で役立つことを紹介しています。かつての技術がどのように進化し、現代の看護に役立っているかを知ることで、安心して現場に戻るきっかけになることを願っています。新しい時代の看護技術も一緒に学び、さらなる進化を目指していきましょう。

露木 菜緒

CONTENTS

はじめに ———————————————————— 2
本書の使い方 ——————————————————— 8

基本的看護技術のいまむかし

患者カルテは紙から電子になった ———————————— 10
バイタルサイン測定は手動から自動になった ——————— 14
報告・連絡・相談は結論から伝える —————————— 22

感染管理のいまむかし

手指衛生は5つのタイミングで行う ——————————— 24
個人防護具の着脱は、適切な順番で行う ———————— 28
N95マスクは適切な装着が効果を左右する ——————— 34

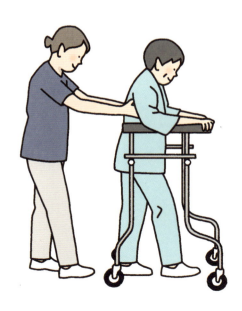

患者移送術のいまむかし

歩行介助は身体状況に応じて適切な補助具を選択する —————— 40

車いすは患者に合わせて適切なものを選択する —————— 46

呼吸ケアのいまむかし

酸素ボンベの取り扱いが進化している —————— 52

酸素の加湿は必ずしも必要ではない —————— 58

高流量酸素の加湿水はディスポーザブルになった —————— 64

高濃度酸素を投与できるHFNCが登場した —————— 68

吸入療法の吸入器が多種多様化している —————— 72

口腔吸引時、吸引カテーテルは口蓋垂より奥に挿入しない —————— 76

循環ケアのいまむかし

12誘導心電図検査は看護師が行う —————— 80

注射・輸液ケアのいまむかし

針と注射器を使用せずにミキシングできる点滴が増えた —————— 84

点滴ラインの三方活栓の使用が減少した —————— 92

インスリン注射はペン型が主流になった —————— 96

血管確保時の留置針には安全機構が付いている —————— 102

輸液ポンプには急速投与防止機能が付いている —————— 108

経腸栄養のいまむかし

経腸栄養製剤の接続コネクタの形状が変わった ———— 112
内服薬は粉砕から温湯で溶かすようになった ———— 116
胃ろうは経腸栄養療法の一つとして日常化している ———— 122

清潔・排泄ケアのいまむかし

清拭のタオルはディスポーザブルタオルになった ———— 126
IAD予防のために、尿とりパッドを使用しなくなった ———— 130
ストーマ装具は、簡単に交換できるようになった ———— 134
浣腸は、必ず左側臥位で行う ———— 138
膀胱留置カテーテルはキット化されている ———— 142

創傷ケアのいまむかし

術後48時間はドレッシング材を交換しない ———— 148
褥瘡は乾燥させない ———— 152

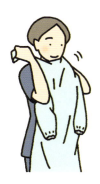
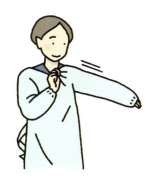
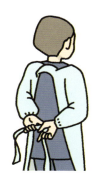

検体検査のいまむかし

採血針は安全機構付きの翼状針が一般的になった ———— 156
血糖測定には専用の穿刺器具を使用するようになった ———— 162

周術期ケアのいまむかし

周術期血栓塞栓症予防は、患者ごとにリスク分類して行う ———— 168

参考・引用文献 ———— 172
おわりに ———— 175

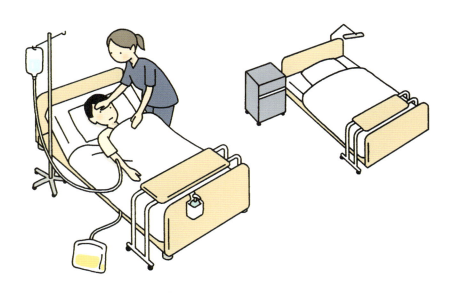

本書の使い方

● **むかしはこうだった！**
ひとむかし前の看護技術について解説しています。

● **いまはこうする！**
現在の看護技術について解説しています。

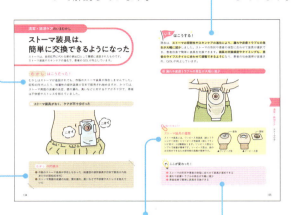

● **むかしの問題点**
当時のトラブルや問題点を取り上げています。

● **知っておこう！**
現在の看護技術で知っておきたい重要項目を取り上げています。

● **ここが変わった！**
進化したツールや器具、手技など、現在どう変わったかを取り上げています。

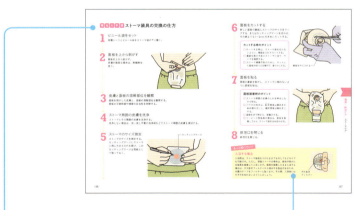

● **現在の手順**
手技や器具の使い方など、現在の手順を掲載しています。流れや注意事項を把握しましょう。

● **もっと知りたい！**
現場で役立つ＋αの知識を掲載しています。

※本書で紹介している手技や器具・機器の使用方法、治療・ケア方法は、臨床例をもとに紹介しています。これらは、各医療機関の規定に基づき、医療従事者の責任のもと、個々の患者に適した方法で行われるものであり、その内容に基づいて不測の事故等が発生した場合に対して、編者、著者、出版社はその責任を負いかねますのでご了承ください。

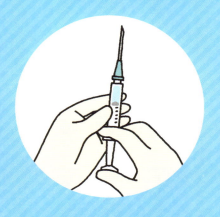
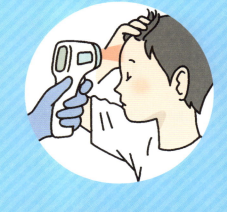

ここが進化している！
看護技術の
いまむかし

看護師が復職する際、
知っておくとためになる
看護技術を厳選しました。
むかしといまを比較しながら、
手技や機器の使い方、
ケアの手順などを再確認して、
実践に役立てましょう。

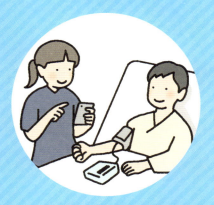
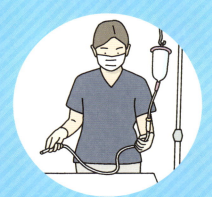
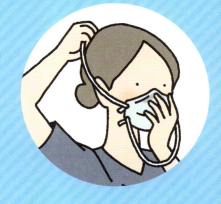

基本的看護技術のいまむかし

患者カルテは紙から電子になった

医療分野でも情報化が進み、患者カルテは紙から電子へ移行しています。業務の効率化、安全性の向上、患者主体の医療が推進されています。

むかし はこうだった！

患者カルテは、以前はすべて紙に手書きでした。バイタルサインの記録は、色鉛筆で手書きするのが一般的で、体温は赤、脈拍は青、呼吸は緑など異なる色で記録し、視覚的に識別しやすくしていました。また、そのバイタルサインを医師などが確認する場合は、病棟に来る必要があり、タイムリーには確認できませんでした。そして、看護記録であるSOAPもすべて手書きで、間違えると二重線を引き、訂正印を押していました。点滴の指示も手書きのため、乱筆で読めずに、投与量を間違えることもありました。また、1患者1冊のカルテだったため、誰かが使用していると他のスタッフが記録できなかったり、同じ患者が再入院になると過去のカルテを取り寄せたりと、時間的、物理的なロスが多かったのです。

● 従来の手書きカルテ

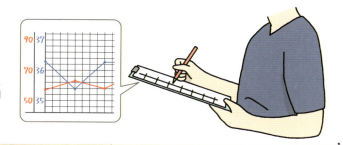

以前は紙に手書きで、定規を使って線を引いていた。

むかし の問題点

- バイタルサインは何種類もの色鉛筆を使って記録していた
- 間違えると二重線を引き、訂正印を押す必要があった
- 記録の管理が煩雑になりやすく、保管場所も限定された

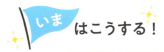 **はこうする！**

現在は、**デジタル化された電子カルテが主流**です。**どの端末からも記録でき**、指示や患者情報が**リアルタイムに更新**され、医療者間での情報共有が大幅に改善されています。患者の再診予約や受付、会計などの時間も短縮され、業務の効率化、患者満足度にもつながっています。

基本的看護技術　看護記録

●電子カルテで効率UP！

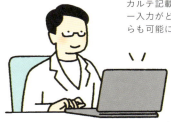

カルテ記載、オーダー入力がどの端末からも可能に。

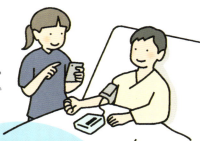

バイタルサインや検査結果を取り込める。

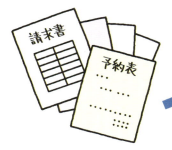

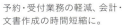

予約・受付業務の軽減、会計・文書作成の時間短縮に。

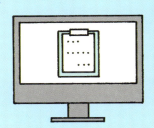

電子カルテで必要な情報をリアルタイムに確認でき、業務の効率化、患者満足度が向上した。

 ここが変わった！

- 記録データの書式等がフォーマット化されている
- どの端末からでも記録の更新などが可能に
- 患者情報がリアルタイムで更新され、医療者間の情報共有が容易に

● 電子カルテの主な機能

注射や内服などの薬剤オーダー

オーダリングシステムにより、医師が必要な点滴や内服のオーダーを入力すると、**薬剤部から必要な薬剤が送られてきます**。看護師は電子カルテでその薬剤や指示内容を確認しながらミキシングを行うため、**誤薬のリスクが減っています**。

検査オーダーと結果確認

検査もオーダリングシステムにより、医師が必要な検査のオーダーを入力すると、**検査部から必要な採血管とラベルが送られてきます**。看護師がその採血管で採血をして提出すれば、結果はタイムリーに電子カルテで確認できます。また、検査結果が時系列で見られるため、検査データの推移も把握しやすく、基準値からの逸脱が赤などで示され、**ぱっと見て異常値を確認しやすくなっています**。

看護記録

バイタルサイン測定した結果は、電子カルテに手入力をすることがまだまだ多いですが、**通信機能付きのバイタルサイン測定器**が出てきています。測定した体温計や血圧計をカードリーダーにタッチすることで、**電子カルテに自動入力が可能**になるのです。

看護計画は、近年は治療の標準化や効率性の向上などの理由からクリニカルパスが増えており、看護計画を1から立案することも減っています。しかし、クリニカルパスを逸脱した患者やパスがない疾患などは看護計画を立案する必要がありますが、これも**標準化されたフォーマットがあり、以前より容易に**なっています。

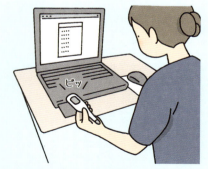

▲測定した体温計などは、タッチすれば自動入力が可能に。音声入力が可能なものもある。

データベース

一度入力したデータベースが残っているため、入院を繰り返す患者などは**初めからデータベースを入力しなくても済みます**。しかし、連絡先などが変わっていることも多いため、改めて確認は必要です。また、アレルギー情報や既往歴などが**各部門で共有でき**、薬剤処方や食事提供の際に、アレルギーに該当すると警告が出るものもあります。

文書作成

入院患者は、入院診療計画書、転倒転落アセスメント、栄養アセスメントなど、多くの書類が必要になります。電子カルテではフォーマットがあり、チェックするだけになっていたり、標準的な文章が入力されていたりして、**業務の効率が向上**しています。

電子カルテのデメリット

■**慣れが必要**
電子カルテは様々な機能があるため、**操作に慣れるまでに時間を要します**。また、キーボード入力が苦手な人はストレスを感じるかもしれません。

■**停電になると使用できない**
停電時や電力供給が不安定な状況下では、使用できません。その際、紙カルテに一時的に切り替えることになります。

電子カルテ使用時の注意点──セキュリティの充実

電子カルテシステムはセキュリティ機能が向上しています。本人IDとパスワードや指紋認証など、本人確認を行う認証システムがあり、**誰がどの患者情報にアクセスしたのか、詳細なログイン情報を追跡できます**。また、インターネットと院内LANの間にファイアウォール（外部からの不正アクセス防止機能）が設置され、**内部データの盗用、改ざん、外部からの攻撃などを遮断**しています。一方、紙カルテはどこにでも持ち運べましたが、電子カルテは持ち運べないため、それを不便に感じる場面もあります。しかし、患者情報を印刷して持ち歩くことは絶対にやめましょう。患者情報が紙媒体になった途端、セキュリティはまったくなくなります。ポケットなどに入れて**万が一紛失したら、情報漏洩**となり、失くした個人だけでなく、病院の責任も追及されます。また、USBなどの外部デバイスは、ウイルス感染リスクや患者情報漏洩防止のために、**多くの医療機関では使用を制限**しています。

基本的看護技術　看護記録

基本的看護技術のいまむかし

バイタルサイン測定は手動から自動になった

どの科でも毎日必ず行うバイタルサイン測定。ここにもIT化の波が押し寄せており、デジタルによる自動測定に進化しています。

むかし はこうだった！

バイタルサインは、以前は手動で測定するのが基本でした。血圧測定は水銀血圧計を使って聴診器で測定し、体温はガラス製の水銀体温計を使って腋窩(えきか)に10分間挟んで測定していました。体温計や血圧計をうっかり落として割ってしまうと、水銀が漏れ出し、生体にとって有害な水銀の回収が大変でした。

● 従来は手動で測定するのが基本

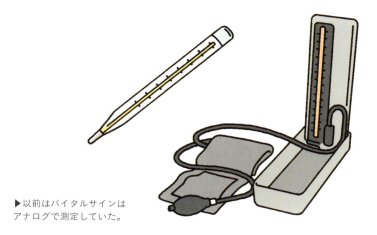

▶以前はバイタルサインはアナログで測定していた。

むかし の問題点

- 測定は手動で行っていた
- 血圧計は測定が難しく、測り直しも多かった
- 体温計や血圧計には、生体に有害な水銀が使われていた

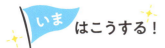
はこうする！

現在は、デジタルが主流です。血圧計は、スタートボタンを押すだけで自動測定できる<mark>自動血圧計</mark>が増えています。送気球で加圧するタイプもありますが、<mark>最高血圧まで加圧するのみで、減圧操作は必要ないものが多い</mark>です。そのため、むかしのように、カフの減圧調整が苦手で、最低血圧がうまく測定できず、測り直し…ということが少なくなってきています。体温計もデジタルが主流で、<mark>20秒程度で測定できます</mark>。測定が終了したら電子音で教えてくれます。新型コロナウイルス感染症（COVID-19）流行以降は、とくに感染症患者へは<mark>非接触型の体温計</mark>も増えています。脈拍と呼吸数は従来通り手動で測定しますが、<mark>SpO_2が第5のバイタルサイン</mark>と言われ、とくに呼吸器疾患患者では当たり前に測定されるようになりました。SpO_2モニタには脈拍数も表示され、移動時のモニタ代わりにも使用されます。

● 時間短縮だけでなく、正確性も向上している

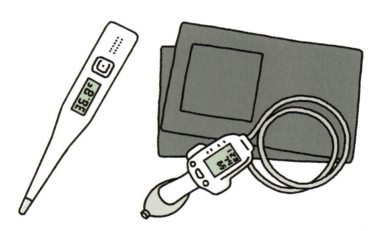

▲電子体温計（左）と自動血圧計（右）

 ここが変わった！

- スタートボタンを押すだけで自動測定できる
- 血圧計は最高血圧まで加圧するだけなど、操作が簡単に
- デジタル機器のため、測定者による誤差が少ない

現在の手順 体温測定の仕方

腋窩の場合

1 電源を入れる
電子体温計の電源を入れる。

2 汗は拭き取る
腋窩に汗をかいていないか確認し、発汗がある場合はタオルなどで拭き取る。

3 体温計を入れる
体温計の測温部を、腋窩の斜め下から30度程度の角度で入れる。

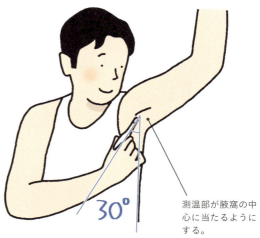

測温部が腋窩の中心に当たるようにする。

4 脇を閉じる
脇を閉じ、動かずに待つ。

5 体温の確認
電子音が鳴ったら取り出し、体温を確認する。

6 清拭する
消毒用アルコール綿で、体温計を清拭する。

鼓膜の場合

1 プローブカバーを付ける
耳式体温計にプローブカバーを付ける。

2 電源を入れる
耳式体温計の電源を入れ、正常に動くか確認する。

3 プローブを耳に入れる
耳に手を添え、
プローブを耳穴に入れる。

耳を斜め後ろに引き、
プローブを鼓膜のほ
うに向ける。

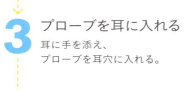

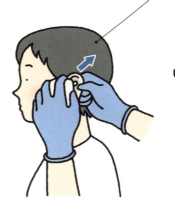

プローブ

▲耳式体温計

4 体温の確認
電子音が鳴ったら、
体温が表示される。

5 耳式体温計を清拭する
プローブカバーを外し、消毒用アルコール綿で耳式体温計を清拭する。

非接触型の場合

1 電源を入れる
非接触型体温計の電源を入れ、正常に
動くか確認する。

2 部位に向け、ボタンを押す
額または手首の内側から3〜5cm離れ
た位置で体温計の測定部を部位に向け、
測定ボタンを押す。

電子音が鳴る前に動
かすと、測定エラー
になる。

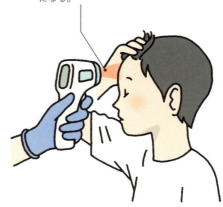

3 体温の表示
電子音が鳴ったら、体温が表示される。

基本的看護技術　バイタルサイン測定

17

現在の手順 血圧測定の仕方

自動測定の場合

1 服をチェック
上着やセーター、厚手のシャツなどは脱いでもらう。

2 高さを調節する
上腕と心臓が同じ高さになるようにする。

3 マンシェットを巻く
上腕部（肘関節から2〜3cm上部）に
指2本入る程度のゆるみを持たせ、
マンシェットを巻く。
腕を挿入するタイプは、
肘が出るまで上腕を入れる。

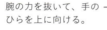

腕の力を抜いて、手の
ひらを上に向ける。

4 測定する
血圧計の電源を入れ、測定ボタンを押す。

5 血圧と脈拍数が表示される
自動で減圧され、測定が終了すると、血圧と脈拍数が表示される。

6 マンシェットを外す
血圧計の電源を切り、マンシェットを外す。

手動測定の場合

1 服をチェック
上着やセーター、厚手のシャツなどは脱いでもらう。

2 高さを調節する
上腕と心臓が同じ高さになるようにする。

3 マンシェットを巻く
上腕部(肘関節から2～3cm上部)に指2本が入る程度のゆるみを持たせ、マンシェットを巻く。

4 電源を入れる
血圧計の電源を入れる。

5 拍動を確認する
血圧測定する側の橈骨動脈の拍動を確認する。

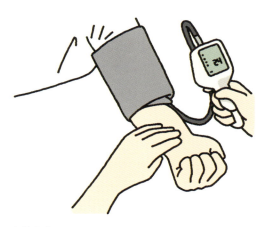

6 加圧する
送気球で脈の拍動が触れなくなった値から30～40mmHg高い圧まで加圧する。

7 血圧と脈拍数が表示される
自動で減圧され、測定が終了すると、血圧と脈拍数が表示される。

8 マンシェットを外す
血圧計の電源を切り、マンシェットを外す。

聴診器を使用した手動測定の場合

1 服をチェック
上着やセーター、厚手のシャツなどは脱いでもらう。

2 高さを調節する
上腕と心臓が同じ高さになるようにする。

3 マンシェットを巻く
上腕部（肘関節から2〜3cm上部）に指2本入る程度のゆるみを持たせ、マンシェットを巻く。

4 聴診器の膜面を当てる
上腕動脈の上に聴診器の膜面を当てる。

上腕動脈は肘の内側（小指側）で脈が触れる。

5 加圧する
送気球で加圧し、コロトコフ音が聴取されなくなった値から30〜40mmHg高い圧まで加圧する。

6 減圧する
少しずつ減圧し、最初にコロトコフ音が聴取された値「最高血圧（収縮期血圧）」を確認する。

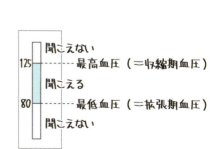

7 さらに減圧する
さらに減圧し、コロトコフ音が消失した値「最低血圧（拡張期血圧）」を確認する。

8 マンシェットを外す
マンシェットの空気を抜き、マンシェットを外す。

現在の手順 その他のバイタルサイン測定の仕方

脈拍測定

1 脈拍を触知する
橈骨動脈に、第2～4指の3本を当て、脈拍を触知する。

2 1分間測定する
脈のリズム、緊張度などを確認しながら、1分間測定する。不整脈がなければ、30秒を倍にすることもある。

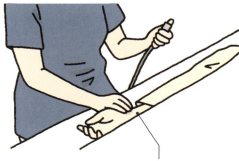

強く押しすぎると血流を阻害し、うまく測れない。

呼吸測定

1 1分間測定する
胸郭の動きを観察し、呼吸回数を1分間測定する。脈拍測定とともに測定するなど、患者に呼吸を意識させないようにする。

2 観察する
呼吸パターン、努力呼吸の有無などを観察する。

パルスオキシメータ測定

1 指の状態を確認
装着する指の汚れや、爪にマニキュアが塗布されていないか確認する。

2 プローブを挟む
プローブに指を挿し込む。

3 SpO_2値が表示される
SpO_2値が表示される。

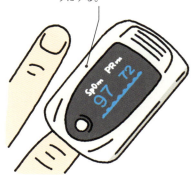

プローブを指先まで挿し込み、発光部が爪の生え際になるようにする。

基本的看護技術のいまむかし

報告・連絡・相談は結論から伝える

看護師の業務は他職種と協働で、医師や他の看護師への報告・連絡・相談（報連相）は避けられません。相手にどう的確に伝えるかがポイントです。

むかし はこうだった！

毎日のように行う「報連相」ですが、上手にできる人はとても少なく、多くの看護師がストレスを感じています。これは日本に限った問題ではなく、世界中の看護師が共通して抱える悩みです。「報連相」がうまくできない理由の一つに、「時系列で伝えている」ことがあります。以下の報告場面を見てみましょう。

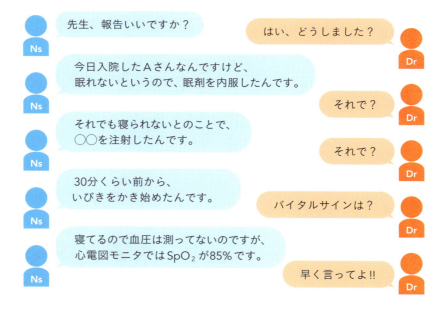

さて、どう思いますか？

医師が最後に「早く言ってよ!!」と言ったのは、「SpO_2が低下したこと」を最初に報告してほしかったからです。時系列で報告されると聞く側は、何の報告なのかを把握するまでに時間がかかり、とても苦労します。

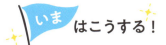
はこうする！

相手に分かりやすく伝えられないと、双方がストレスに感じるだけでなく、**医療事故につながります**。現在は、**医療安全対策の一環として「ISBARC（アイエスバーク）」という報告ツールが普及**しています。このツールは6つの項目を順番に伝えることで効果的な「報連相」ができます。

- I：報告者 Identify（報告者・対象者の同定）　→　報告者と患者の氏名
- S：状況 Situation（状況・状態）　→　何を報告したいのか
- B：背景 Background（背景・経過）　→　問題に関連する身体所見やデータ
- A：判断 Assessment（評価）　→　自分の考え
- R：提案 Recommendation（依頼・要請）　→　何をしてほしいのか
- C：指示の再確認 Confirm（口頭指示の復唱確認）　→　指示の復唱

〈左記の場面を **ISBARC** に沿って報告すると、以下のようになります〉

- I：循環器内科の看護師Tです。本日入院したAさんの報告です。
- S：SpO_2 が85％まで低下しました。
- B：不眠を訴え、眠剤を内服した後、○○注射を行いましたが、呼吸が浅くなっています。
- A：眠剤が効きすぎているのではないかと思います。
- R：酸素投与を開始しますか？　指示をお願いします。
- C：酸素2L/分カニューラで開始ですね。

知っておこう！

悪魔の指示「経過観察」と「様子見て」

せっかく報告しても、「経過観察」や「様子見て」と言われることがありますが、実は、これがトラブルのもとです。結果的に適切な対応が取れず、医師に叱責されることもあります。これを防ぐためには、以下のように具体的な指示を確認することが重要です。

　例）　「バイタルサインのチェックはどのくらいの間隔で行いますか？」
　　　　「どうなったら再度報告すればよいですか？」

報告する前に確認すべきポイント

急変時以外の報告では、以下のポイントを事前に確認しておくと効果的です。

- ☐ 診療録（既往・経過）　☐ 自覚症状と他覚症状
- ☐ バイタルサイン　☐ 使用中の薬剤　☐ 検査データ

これらの情報を整理したうえで、何が問題なのか、何を報告するのかを明確にし、医師に具体的な指示を求めることが大切です。報告の際に Recommendation（依頼・要請）を伝えないと、医師から「何してほしいの？」「なんでcallしてきたの？」などと問われ、報告が怖くなったり、躊躇するようになったりします。報告前には、アセスメントを行い、ISBARCに沿った「報連相」を実践しましょう。

感染管理のいまむかし

手指衛生は
5つのタイミングで行う

患者の血液や分泌物、排泄物などは感染性があるとみなして対応することが、標準予防策の根底です。中でも手指衛生は標準予防策の要です。

むかし はこうだった！

数十年前までは、各病室の前に消毒液の入ったベースン（洗面器）が設置されており、入室前に手を浸して消毒する方法が一般的でした。しかし、この方法は交差感染のリスクが高いため、次第に撤廃されました。

● ベースン浸漬法

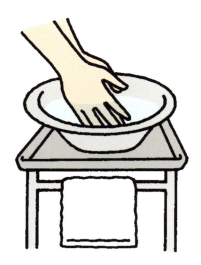

当時は速乾性アルコール消毒剤がなく、手指衛生のタイミングに関する具体的な指針がなかった。

むかし の問題点

- 入室前に手を浸して消毒する方法が一般的だったため、交差感染リスクが高かった
- 手指衛生のタイミングに関する具体的な指針がなかった

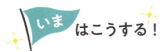
はこうする！

2009年、世界保健機関（World Health Organization：WHO）が**手指衛生の5つのタイミングをガイドラインで提示**し、現在は、適切なタイミングと適切な方法で手指衛生を行うことが推奨されています。

● 手指衛生の5つのタイミング

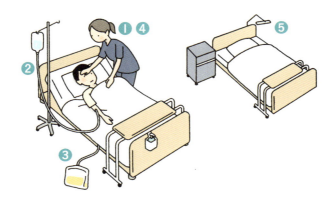

適切なタイミング

手指衛生を行うべき適切なタイミングは、以下の5つがある。
❶患者への接触前…バイタルサイン測定／移乗・移送／清潔ケア　など
❷清潔操作の前……注射／輸液／カテーテル類の挿入／創傷処置　など
❸血液・体液に曝露されたおそれのある時…口腔ケア／分泌物の吸引／嘔吐物の処理／体液の取り扱い　など
❹患者への接触後…バイタルサイン測定／移乗・移送／清潔ケア　など
❺周囲環境への接触後…ベッドリネンの交換／ベッドサイドテーブルなどの清掃／輸液速度の調整　など

適切な方法

手指衛生には手洗いと手指消毒の2つの方法があります。
①日常的な手指衛生は、速乾性アルコール消毒剤を用いた手指消毒を行う。アルコール消毒は簡便で即効性があり、手洗いに比べて効率的。
②目に見える汚染がある場合や下痢を伴う患者のケアを行う場合は、石鹸と流水による手洗いを行う。下痢をしている場合、Clostridium difficile感染症やノロウイルスが原因のことがあり、アルコール消毒剤はこれらの微生物に対して効果が低いため、手洗いが推奨される。

 ここが変わった！

● ガイドラインにて、適切なタイミングと方法が提示されている

現在の手順 手指消毒の仕方

1 腕時計、指輪を外す
消毒前に腕時計と指輪を外します。
汚染の定着や手指衛生が不十分となる可能性があるため、
業務中は可能な限り外すことが望ましい。

2 手指消毒剤を手に取る
手指消毒剤を手のひらに取る。
ポンプタイプの手指消毒剤は
下まで押し切る。

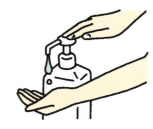

3 指先を浸す
手指消毒剤に指先を浸すように、
擦り込む。

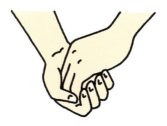

4 反対の指先を浸す
反対の手のひらへ手指消毒剤を移し、
手指消毒剤に反対の手の指先を
浸すように擦り込む。

5 手のひらに擦り込む
手を合わせ、
手のひらに擦り込む。

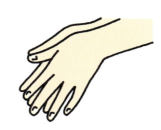

6 手の甲に擦り込む
手の甲に擦り込む。

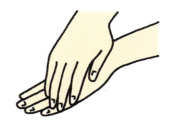

7 反対の手の甲に擦り込む
反対の手の甲に擦り込む。

8 指の間に擦り込む
指を絡ませ、
指の間に擦り込む。

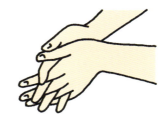

9 親指に擦り込む
親指を反対の手で握るように
擦り込む。

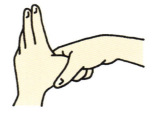

10 反対の親指に擦り込む
反対の親指も同じように
擦り込む。

11 手首に擦り込む
手首に擦り込む。

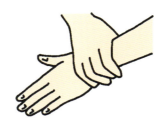

12 反対の手首に擦り込む
反対の手首に擦り込む。

13 乾燥させる
両手を乾燥させて完了する。

感染管理のいまむかし

個人防護具の着脱は、適切な順番で行う

個人防護具は、標準予防策の一つです。着脱方法を誤ると、感染リスクが高まります。正しい着脱方法と順番を徹底しましょう。

むかし はこうだった！

19世紀までは手術や患者ケアを行う際に防護具を使用することはほとんどなく、感染リスクに対する認識も不十分でした。20世紀に入り、感染予防策の概念が発展し、防護具が使用されるようになりますが、当時は外科手術など特定の医療処置時に限られていました。個人防護具の普及が進んだのは、1996年に米国疾病予防管理センター（CDC）が「標準予防策」を提唱してからです。この指針では、患者の感染の有無にかかわらず、すべての患者に対して感染のリスクがあると想定して対応することが推奨され、個人防護具の使用が医療現場に広がっていきました。

● **防護具は使用せず、感染リスクに対する認識も不十分**

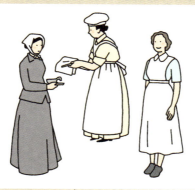

体液が飛散するようなケアの場合でも、個人防護具は装着していなかった。

むかし の問題点

- 感染リスクに対する認識も不十分だったため、防護具をほとんど使っていなかった
- 外科手術など特定の医療処置時に限られていた

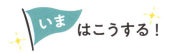 **はこうする！**

2020年の新型コロナウイルス感染症（COVID-19）流行に伴い、**個人防護具の使用は医療従事者だけでなく、一般市民にも広く普及**し、個人防護具をより適切に使用することがいまは求められています。現在は、**感染経路別**（飛沫、接触、エアロゾルなど）や**患者状況に応じた**適切な防護具の選択と装着のタイミングが強調されています。また、防護具の誤った着脱が感染リスクを高める可能性があるため、**正しい着脱方法と手順の徹底が重要視**されています。とくに、個人防護具を脱ぐ際には、適切な手指衛生が感染予防のカギとなります。

● 個人防護具の選択と装着の適切なタイミング

個人防護具	目的	タイミング	注意点
手袋	自分の手を守り、交差感染を防ぐ	患者の血液、体液、分泌物、排泄物に触れる可能性がある場合	手袋を外した後は必ず手指衛生を行う
		感染が疑われる患者に触れる場合	手袋は患者ごとに新しいものを使用する
		カテーテルなど体内への挿入や処置をする場合	同一患者でも部位が異なれば手袋を交換する
		汚染された物品や器具に触れる場合	
エプロン・ガウン	自分の身体や衣服を汚染から保護する	患者の体液、分泌物、排泄物が飛散する可能性がある場合	一度使用したら廃棄する
		患者に密接に接触する場合や、広範囲のケアを行う場合（入浴など）	
		感染性の高い疾患に感染している患者に接する場合（ノロウイルスなど）	
マスク	呼吸器系の感染を防ぐ	飛沫感染を防ぐ場合（インフルエンザなど）	一度使用したら廃棄する
		咳嗽がある患者に接する場合	湿ったり汚染したら速やかに交換する
		気道分泌物が飛散する可能性がある場合	
ゴーグル	目の粘膜からの感染を防ぐ	患者の体液、分泌物、排泄物が飛散する可能性がある場合	廃棄できない場合、使用後は速やかに消毒する
		咳嗽がある患者に接する場合	廃棄できる場合は、破棄する
		感染が疑われる患者に触れる場合	
		患者に密接に接触する場合	

 ここが変わった！

- 感染の経路別や患者状況に応じた適切な防護具の選択と装着のタイミングが重要
- 正しい着脱方法と手順を徹底する

現在の手順 個人防護具の装着の仕方

「手指衛生」を行い、「エプロン」→「マスク」→「ゴーグル」→（必要時サージカルキャップ）→「手袋」の順に装着する。

1 手指衛生
手指消毒（→P.26）または手洗いをする。

2 エプロンの装着
エプロンを装着する。

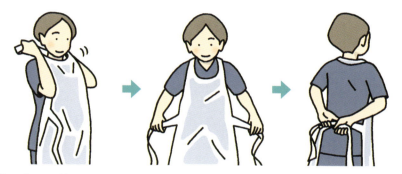

①エプロンを首にかける。　②腰ひもを広げる。　③腰ひもを後ろで結ぶ。

袖付きエプロンの場合

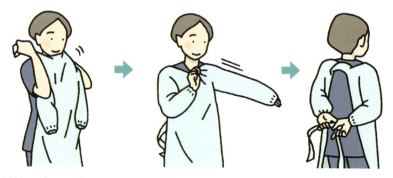

①袖付きエプロンを首にかける。　②袖を通す。　③腰ひもを後ろで結ぶ。

3 マスクの装着

マスクを装着する。

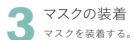
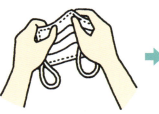
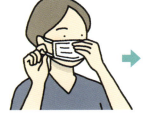

①ノーズピース部分に折り目をつける。　②耳にゴムひもをかける。

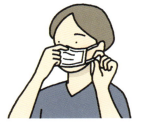
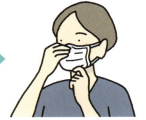

③顔の形に沿って針金を添わせる。　④じゃばらを伸ばす。

POINT！

- [ ] あごの下までじゃばらを伸ばし、鼻と口を覆う。

4 ゴーグルなどの装着

ゴーグルを装着する。
必要時には、サージカル
キャップも装着する。

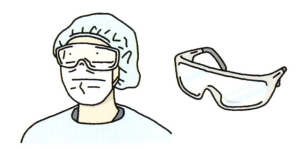

5 未滅菌手袋の装着

未滅菌手袋を、
片方ずつ取り出し
装着する。

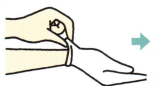
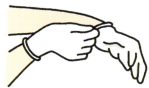

①手袋の手首部分をつかん　②反対の手も同様にする。
ではめる。

感染管理　個人防護具

現在の手順 個人防護具の脱衣の仕方

「手袋」→「エプロン」→「サージカルキャップ」→「ゴーグル」→「マスク」の順に脱衣し、「手指衛生」を行う。1つ脱衣するごとに手指消毒することが望ましい。

1 手袋を外す
手袋を外す。

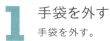
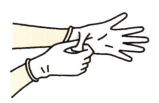
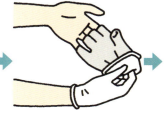

①一方の手袋の手首部分をつかむ。

②手袋が真裏になるように外す。

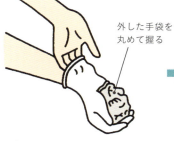

外した手袋を丸めて握る

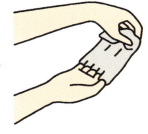

③外したほうの手を、反対の手袋の手首部分に差し込む。

④②と同様にして外し、廃棄する。

2 エプロンを脱ぐ
エプロンを外す。

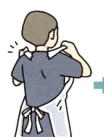
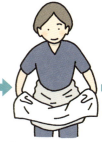
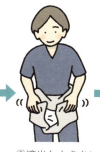
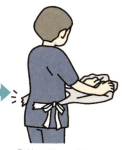

①首ひもをちぎる。

②汚染面が内側に向くよう、腰の付近で折りたたむ。

③適当な大きさにまとめる。

④前に引いて腰ひもをちぎって外し、廃棄する。

袖付きエプロンの場合

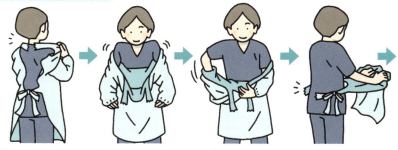

①首ひもをちぎる。
②汚染面が内側に向くよう、腰の付近で折りたたむ。
③表面に触れないように、袖から両腕を抜く。
④前に引いて腰ひもをちぎって外す。

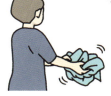

⑤適当な大きさにまとめ、廃棄する。

POINT！
- 使用後のエプロンの表面は、微生物に汚染されている可能性があるので触れないこと。

3 サージカルキャップやゴーグルを外す

サージカルキャップ、ゴーグルの順で外す。
サージカルキャップは後方をつかんで頭から外し、廃棄する。

4 マスクを外す

マスクを外す。

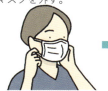 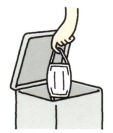

①汚染面に触れないよう、ゴムひもを外す。
②汚染面に触れないよう、ゴムひもを持って廃棄する。

POINT！
- 使い捨てマスクの再着用はしない。
- 汚染面に素手で触れないように外し、廃棄する。

5 手指衛生

手指消毒（→P.26）または手洗いをする。

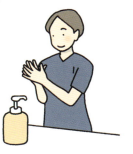

感染管理　個人防護具

感染管理のいまむかし

N95マスクは適切な装着が効果を左右する

N95マスクは、細菌やウイルスを95％以上捕集し、呼吸器感染リスクを低減します。ただし、適切に着用しないと、効果が発揮されません。

むかし はこうだった！

日本では、N95マスクは結核対策として導入されました。結核は空気感染する病気であり、結核患者に対応する医療従事者は、結核の飛沫核を吸い込まないためにN95マスクを使用するようになりましたが、結核患者を収容する施設は限られていたため、一般的ではありませんでした。その後、SARS（重症急性呼吸器症候群）やMERS（中東呼吸器症候群）などの感染症が流行しますが、日本国内での発症例は少数であったため、N95マスクの使用も限定的でした。

● 一部の施設のみで使用されていた

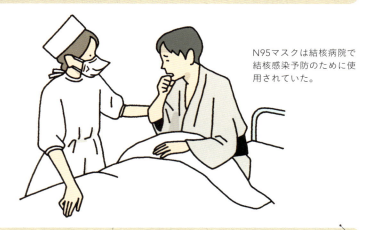

N95マスクは結核病院で結核感染予防のために使用されていた。

むかし の問題点

- N95マスクはもともと結核の対策として導入された
- 対結核患者の施設が限られていたため、一般に広まらなかった

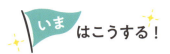 **はこうする！**

2020年の新型コロナウイルス感染症（COVID-19）流行に伴い、<mark>飛沫感染とエアロゾル感染のリスクが強調され、N95マスク需要が急増</mark>しました。とくに重症患者の治療や、エアロゾルを発生させる手技（ネブライザーや気管挿管など）を行う場面では、N95マスクの使用が必須とされています。また、N95マスクは、<mark>適切に着用しないとその効果を発揮しないため、毎回フィットチェックを行うことが重要</mark>です。

● **新型コロナウイルス感染症（COVID-19）流行で需要が急増した！**

 知っておこう！

N95マスクの種類

N95マスクはおもに3種類。フィットテストを行い、空気漏れの少ないものを選択しましょう。

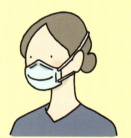 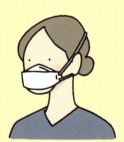 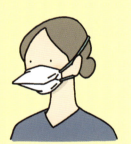

①カップ型　　②三つ折型　　③くちばし型

フィットテストとフィットチェックの違い

フィットテストは、N95マスクが顔に適切にフィットして、空気漏れがないことを確認するための公式なテストです。専門的な機器や、嗅覚や味覚を用いた方法で実施されます。フィットチェックは、マスクを装着するたびに毎回行う、自己確認用のプロセスです。マスクが顔にしっかり密着しているかを確認し、空気漏れがないかを確かめます。

 ここが変わった！

- 2020年の新型コロナウイルス感染症（COVID-19）流行に伴い、N95マスクの需要が急増
- 自身の顔形に合ったN95マスクを選択し、毎回フィットチェックを行うことで、より効果が高まる

現在の手順 N95マスク装着の仕方

①カップ型

1 カップ状の部分を持つ
マスクの鼻あて部を指側に向け、
ゴムひもが垂れるように
カップ状の部分を持つ。

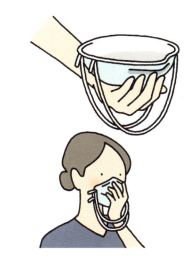

2 覆うようにかぶせる
マスクの鼻あて部を鼻に合わせ、
鼻とあごを覆うようにかぶせる。

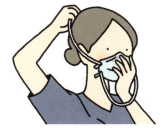

3 上側のゴムひもを装着
マスクを押さえながら、
上側のゴムひもを
頭頂部近くにつける。

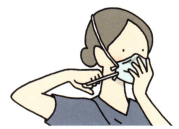

4 下側のゴムひもを装着
下側のゴムひもを
首の後ろにつける。

5 鼻の形に合わせる
両手で鼻あて部を押さえながら、
鼻の形に合わせる。

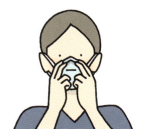

②三つ折型

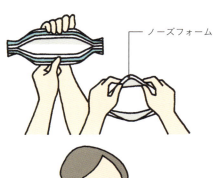

ノーズフォーム

1 マスクの上下を確認
マスクの上下を確認し、
ゴムバンドを上にして持つ。

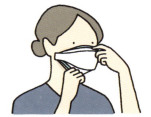

2 鼻とあごを覆う
ノーズフォームに
ゆるやかなカーブをつけ、
鼻とあごをマスクで覆う。

3 上側のゴムひもを装着
マスクを押さえながら、
上側のゴムひもを
頭頂部近くにつける。

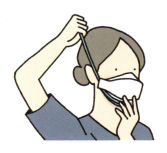

4 下側のゴムひもを装着
下側のゴムひもを首の後ろにつけ、
マスクの上下を持って広げる。

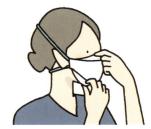

5 鼻の形に合わせる
両手で鼻あて部を押さえながら、
鼻の形に合わせる。

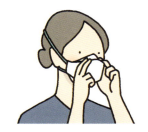

感染管理　N95マスク

③くちばし型

1 カーブをつける
ノーズワイヤーに
ゆるやかなカーブをつける。

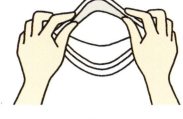

2 ゴムを分ける
2本のゴムを指で分ける。

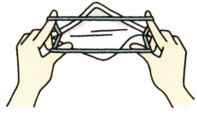

3 ゴムを頭の後ろに
マスクの下側をあごに掛け、
2本のゴムひもを持ち、
頭の後ろに持っていく。

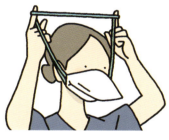

4 ゴムひもの位置を調整
マスクの上側の
ゴムひもを頭頂部に、
下側のゴムひもは
首の後ろにする。

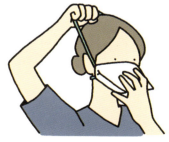

5 鼻の形に合わせる
両手で鼻あて部を押さえながら、
鼻の形に合わせる。

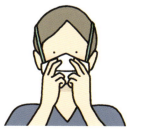

> フィットチェックの仕方

●陽圧の確認

両手でマスク全体を覆い、ゆっくり強く息を吐き出します。マスクと顔の間から空気の漏れを感じた場合は、マスクに近いゴムひもを引き、調整する。

●陰圧の確認

両手でマスク全体を覆い、ゆっくり強く息を吸い込みます。マスクが顔に向かって引き込まれるかを確認する。

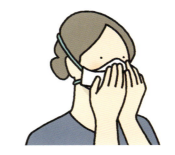

感染管理　N95マスク

> 外し方

1 ゴムひもを外す
下側のゴムひも、上側のゴムひもの順番で外す。

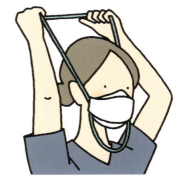

2 廃棄する
マスク表面に触らないように、マスクのゴムひもを持って廃棄する。

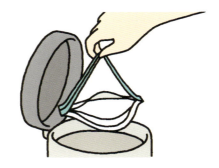

3 手指衛生をする
丁寧に手指消毒（→P.26）をする。

患者移送術のいまむかし

歩行介助は身体状況に応じて適切な補助具を選択する

術後や高齢者など転倒リスクが高い患者や自立歩行が困難な患者の歩行介助は、患者の身体状況に応じた補助具を選択しましょう。

むかし はこうだった！

歩行補助具には、杖や歩行器などがあります。むかしは、杖は棒状杖が一般的で、歩行器は車輪付きが多かったものの、どちらも安定性に欠け、転倒リスクが高いものでした。

● 杖や歩行器、どちらも安定性が低かった

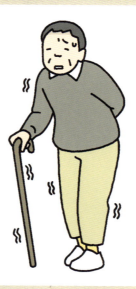

加齢による筋力やバランス感覚の低下により、1本棒では安定性を確保できなかった。

むかし の問題点

- 杖は棒状杖が一般的で、安定性に欠けていた
- 歩行器は車輪付きが多かったが、ストッパーがなく転倒リスクが高かった

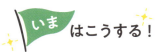
いまはこうする！

現在は、**歩行補助具の種類も増え、患者の身体状況に合わせて選択できるように**なりました。そもそも杖は、自力歩行ができることが前提で、安定性を高めるために補助的に使用します。自力歩行が困難でも、両腕が使える場合は歩行器が適しています。歩行器には車輪付きと車輪なしがあります。また、ハンドブレーキやストッパー、腰掛けやかごが付いたものもあります。

● 種類が増えて、安定性が高い

杖の種類

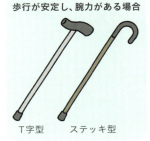
歩行が安定し、腕力がある場合
T字型　ステッキ型

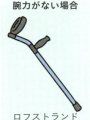
腕力がない場合
ロフストランドクラッチ

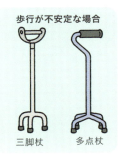
歩行が不安定な場合
三脚杖　多点杖

歩行器の種類

●車輪付き歩行器

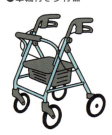
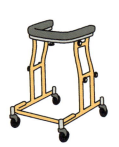

腕力がある場合…グリップを手で支える。

腕力がない場合…肘をつき、両腕で支える。

●車輪なし歩行器

固定式歩行器（ピックアップ型歩行器）と交互型歩行器がある。いずれも、両手でハンドグリップをつかんで体を支える。固定式は、安定性に優れているが、ある程度腕力のある場合に選択する。交互型は、姿勢のバランスが取りにくい場合に選択する。

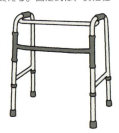

ここが変わった！

- 歩行補助具は患者の身体状況に合わせて選択する
- 歩行器は車輪付き・なしがあり、ハンドブレーキや腰掛けが備わるなど高機能に

患者移送術　歩行介助

現在の手順 歩行介助の仕方

> 歩行補助具を使用しない場合

1 手で支えて介助
立位で患者の半歩後方に立ち、一方の腋窩と手掌に手を添える。
手を支えるだけの介助では、膝折れの対応ができないので、
手掌は下から支えるように添えるとよい。

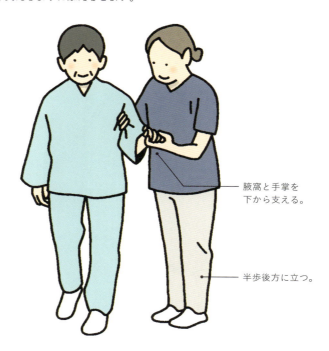

腋窩と手掌を
下から支える。

半歩後方に立つ。

2 歩行前に足踏み
歩行開始前に足踏みを行う。

3 患者と歩く
患者と歩調を合わせて歩く。

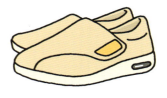

転倒予防のため、踵を覆
う靴を履くとよい。

杖を使用する場合

1 杖の長さを調整
杖の長さを確認(調整)する。腕を自然に垂らし、肘がわずかに曲がった状態(約15〜30度)で杖のグリップを握れる高さにするとよい。

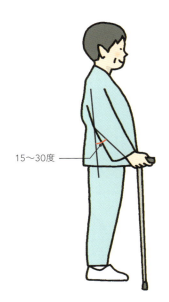
15〜30度

2 手を添える
患者の杖を使用しない側に立ち、腋窩に手を添える。

3 患者と歩く
患者と歩調を合わせて歩く。
杖歩行には、2動作歩行と、3動作歩行がある。
どちらの歩行が適しているか患者と相談すること。

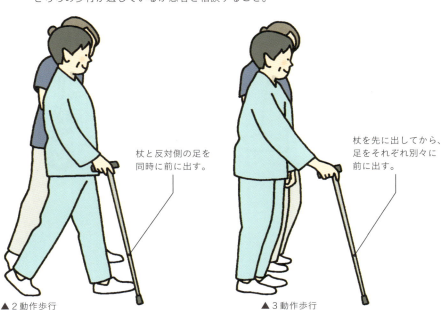

杖と反対側の足を同時に前に出す。

▲2動作歩行

杖を先に出してから、足をそれぞれ別々に前に出す。

▲3動作歩行

患者移送術 歩行介助

車輪付き歩行器を使用する場合

1 歩行器の高さを調整

歩行器の高さを確認(調整)する。前腕で支持する場合は、肘を90度に屈曲した高さが目安。

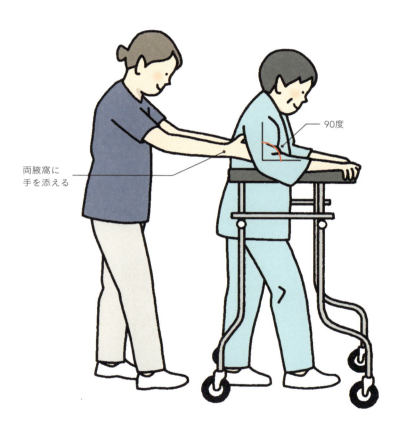

90度
両腋窩に手を添える

2 歩調を合わせて歩く

患者の後方に立ち、両腋窩(えきか)に手を添え、歩調を合わせて歩く。高齢者の場合、背中を伸ばすことを強調すると、重心が後ろにかかり、体勢を崩すことがあるので注意すること。

車輪なし歩行器を使用する場合

1 歩行器の高さを調整
歩行器の高さを確認（調整）する。
肘が軽く屈曲し、
やや前傾姿勢になるようにするとよい。

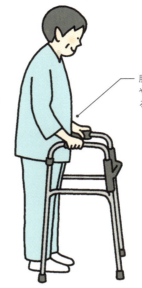

肘が軽く屈曲し、やや前傾姿勢になる。

2 歩調を合わせて歩く
患者の後方に立ち、
歩調を合わせて歩く。

ピックアップ型の場合
歩行器を持ち上げ、前方に出し、患脚（かんきゃく）→健脚（けんきゃく）の順に歩行する。

交互型の場合
下記のどちらが適しているか患者と相談する。
☐ 歩行器（右）→歩行器（左）→患脚→健脚で足を揃えて歩行する。
☐ 歩行器（右）と左足（同時）→歩行器（左）と右足（同時）で交互に歩行する。

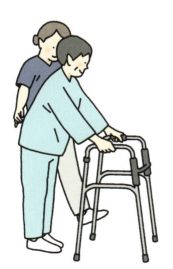

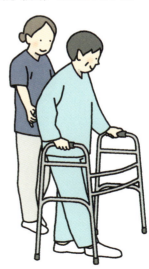

患者移送術のいまむかし

車いすは患者に合わせて適切なものを選択する

車いすには、様々な種類、機能、サイズがあります。
目的や身体状況に応じて、適切な車いすを選択することが重要です。

むかし はこうだった！

かつて、車いすは身体障害者や歩行が困難な人の移動手段として主に使用されており、機能性は限られていました。フットサポート（足台）こそありましたが、アームサポート（肘掛け）は取り外せず、車いす全体の重量も非常に重く移動に負担がかかりました。

● **機能性は重要視していなかった**

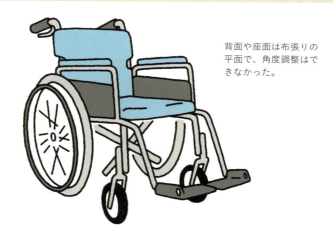

背面や座面は布張りの平面で、角度調整はできなかった。

むかし の問題点

- 機能性は限られていた
- 座席の角度調整や肘掛けの取り外しができなかった
- 車いす全体の重量があり、移動自体が負担になった

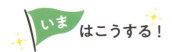
はこうする！

現在の車いすは、==患者の目的、体型、身体状況に応じて選べる==よう、多様な選択肢があります。たとえば、目的が「車いすのタイヤの空気入れを省きたい」のであれば、空気入れが不要でパンクしないタイヤがあり、「普段使いで楽に自走したい」であれば、電動車いすがあります。体型に合わせて、座面の高さを調節できたり、身体状況に合わせてリクライニングできたりする高機能車いすもあります。

● 目的、体型、身体状況に応じて多様な選択肢がある

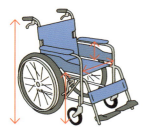

▲体型に合わせて、座シートの高さや幅、アームサポート、ハンドグリップの高さなどを調整できる「モジュール型」。

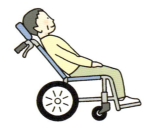

▲身体状況に合わせて、意識障害患者や頸部保持が困難な患者には「リクライニング型」。

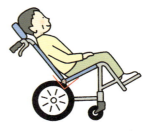

▲リクライニングで倒すとずり落ちてしまう患者には「リクライニング・ティルト型」。背シートの角度を変えずに倒すことができる。

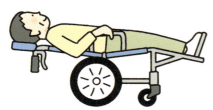

▲血圧低下のリスクがある患者には、ストレッチャーのように平らになる「フラット型」。

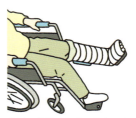

▲足の荷重が免荷の患者のために、患側下肢のみを挙上する機能もある。

ここが変わった！

- 患者の目的に応じた車いすが選べる
- 車いすの機能が多様化し、体型や身体状況に合わせられる

知っておこう！
車いすの各部の名称
各部の名称を覚えておきましょう。

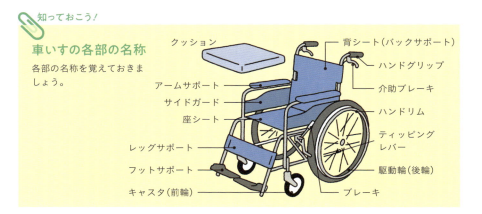

現在の手順 標準型車いすの移乗の仕方

ベッドから車いすへ移乗する場合（軽介助の患者など）

1 車いすの設置
車いすのフットサポートを上げた状態で、ベッドに対して20〜30度の位置に置き、車いすのブレーキをかける。

2 患者の体勢を整える
臀部（お尻）、足の位置を調整し、座位を安定させる。

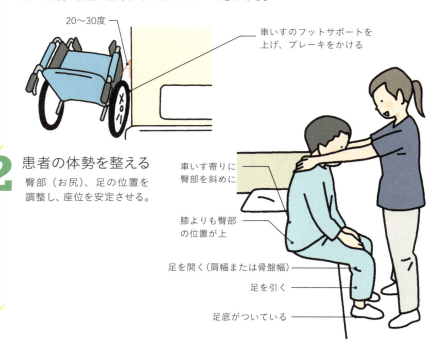

3 アームサポートにつかまる

患者に車いすのアームサポートにつかまってもらい、介助者は患者の腋窩と腰に手を添える。

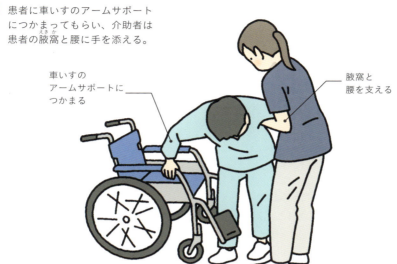

車いすのアームサポートにつかまる

腋窩と腰を支える

4 車いすに移乗する

患者の上半身を前に倒し、車いす方向へ回転させながら車いすへ移乗する。

5 座位を整える

患者を座シートに深く座らせ、フットサポートを下ろし、足を乗せる。

6 移乗後の確認

めまいや気分不快などの症状の有無を確認し、座位姿勢が安定していることを確認する。

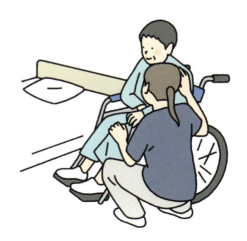

ベッドから車いすへ移乗する場合（麻痺のある患者など）

1 車いすの設置
車いすのフットサポートを上げた状態で、患者の健側に車いすを置き、車いすのブレーキをかける。

2 患者の体勢を整える
患者の足底が接地するところまで、ベッドの端に浅く座らせ、車いす寄りに臀部を斜めに位置させる。

3 車いすを近づける
車いすのフットサポートが患者の下腿の後ろに入るところまで車いすを近づける。

4 患者を支える①
患者の正面に立ち、患者の患側膝関節を膝で支える。

5 患者を支える②
患者の腋窩と腰に手を添え、可能なら健側の腕を介助者の肩に回してもらう。

6 車いすに移乗する
患者の上半身を前に倒し、車いす方向へ回転させながら車いすへ移乗する。

7 患者を座らせる
患者を座シートに深く座らせ、フットサポートを下ろし、足を乗せる。

8 移乗後の確認
めまいや気分不快などの症状の有無を確認し、座位姿勢が安定していることを確認する。

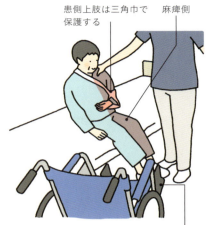

患側上肢は三角巾で保護する　麻痺側

フットサポートを上げておく

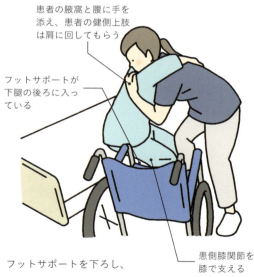

患者の腋窩と腰に手を添え、患者の健側上肢は肩に回してもらう

フットサポートが下腿の後ろに入っている

患側膝関節を膝で支える

車いすからベッドへ移動する場合（麻痺のある患者など）

1 車いすを設置
患者の健側がベッド側になるように、車いすを設置し、ブレーキをかける。

2 患者の体勢を整える
フットサポートを上げて足を下ろし、車いすに浅く座らせる。

3 患者を支える①
患者の患側膝関節を膝で支える。

4 患者を支える②
患者の腋窩と腰に手を添え、患者に健側の腕を介助者の肩に回してもらう。

5 ベッドへ移動する
患者の上半身を前に倒し、ベッド方向へ回転させながらベッドへ移動する。

6 安楽な体位にする
患者をベッドに深く座らせ、安楽な体位に整える。

7 移動後の確認
体調変化がないか観察する。

患者の腋窩と腰に手を添え、患者の健側上肢は肩に回す

患者の膝関節を膝で支える

患者移送術　車いす

エレベーターに乗車する場合

1 エレベーター前で、後輪を支点にして方向転換し、後ろ向きにする。
2 ブレーキをかけ、エレベーターの「開延長」ボタンを押す。
3 ブレーキを解除し、エレベーターに後ろ向きのまま移動する。
4 エレベーターの昇降中はブレーキをかける。

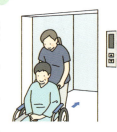

坂を下る場合

1 坂の前で、後輪を支点にして方向転換し、後ろ向きになる。
2 ゆっくりと後ろ向きで下る。

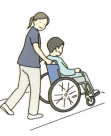

段差を上がる場合

1 段差の手前で、患者の背中を背シートにつけ、重心を後ろにして、ティッピングレバーを踏んで前輪を持ち上げる。
2 段の上に前輪を乗せる。

前輪を乗せる

背シートに背をつける

ティッピングレバーを踏む

3 後輪を浮かせ、段差を乗り越える。

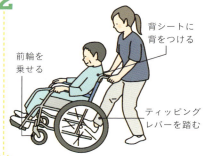

呼吸ケアのいまむかし

酸素ボンベの取り扱いが進化している

酸素療法が必要な患者は、離床時には酸素ボンベが必要です。
酸素ボンベの流量調整や交換が改善されています。

むかし はこうだった！

酸素ボンベは、高圧ガスレギュレーター（圧力調節器）を接続して使用しますが、圧力調節器は、酸素流量をフロート（浮子）で合わせるため、酸素ボンベを平らな位置に置き、目の高さをフロートに合わせて調整しないと、流量調節ができませんでした。

● 流量調整や交換が手間

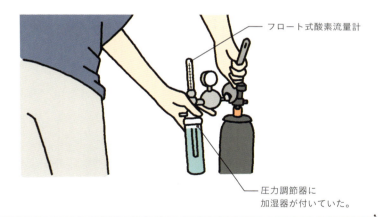

― フロート式酸素流量計

― 圧力調節器に加湿器が付いていた。

むかし の問題点

- 目の高さをフロートに合わせて調整しないと、流量調節ができなかった
- 酸素ボンベをストレッチャーの下に横にして移送すると加湿水が酸素チューブを逆流し、患者の顔に水滴がかかったことも
- 酸素ボンベの交換には、スパナが必要だった

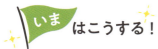 **はこうする！**

酸素ボンベは、圧力調節器を接続して使用する方法は変わりませんが、圧力調節器は進化しています。**酸素流量の調節はダイヤル式になり、加湿器もなくなり、小型化**されました。また、スパナを使用せずに酸素ボンベを交換できます。さらに、**圧力調節器が酸素ボンベと一体化したタイプ**も出ており、酸素ボンベが空になった時も圧力調節器を取り付ける手間がなくなりました。人工呼吸器装着患者が移動する場合は、酸素ボンベにチャック付き減圧弁を装着していますが、この一体化したタイプは、人工呼吸器の酸素チューブを接続するアウトレットも付いています。

● 圧力調節器が進化

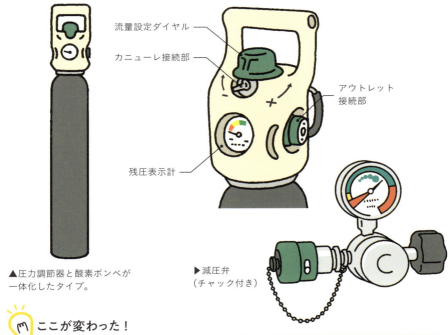

▲圧力調節器と酸素ボンベが一体化したタイプ。

▶減圧弁（チャック付き）

💡 ここが変わった！

- 酸素流量の調節がダイヤル式になっている
- 加湿器がなくなり、小型化している
- 酸素ボンベの交換も容易になっている

呼吸ケア　酸素ボンベ

現在の手順 酸素ボンベの使用方法

知っておこう！

酸素ボンベの種類

酸素ボンベには2種類あり、**ネジ式バルブ取付タイプ「G型」**と、**ヨーク式バルブ取付タイプ「Y型」**があります。病院ではG型が多いですが、酸素以外のボンベと間違えないように、Y型を導入している病院もあります。救急隊が使用する酸素ボンベや、在宅で患者が使用する酸素ボンベはY型が多いです。

●G型

●Y型

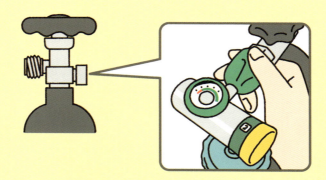

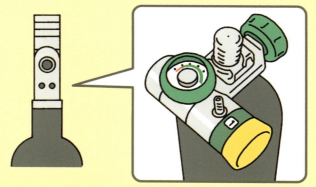

●酸素ボンベの色

酸素ボンベは「黒」と決められています。ところが、中央配管のアウトレットは、酸素が「緑」で、吸引が「黒」です。同じ酸素でも、色が異なります。緑のボンベは「二酸化炭素」です。二酸化炭素のボンベは腹腔鏡手術時などに使用するため、手術室から帰室する時は、ボンベ間違いに注意しましょう。

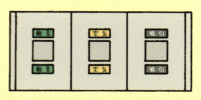

▲中央配管のアウトレット

54

開始時

1. 酸素ボンベを乗せる
酸素ボンベを酸素ボンベ用架台に乗せる。架台に乗せないと、酸素ボンベが倒れるため、とても危険。

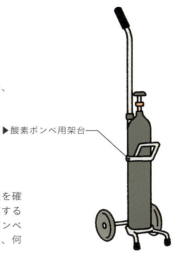
▶酸素ボンベ用架台

2. 残量を確認
酸素ボンベの元栓を開け、酸素ボンベの残量を確認する。酸素ボンベの残量確認方法は、計算するか、早見表で確認する。患者搬送中に酸素ボンベが空になるインシデントが多発しているため、何分もつ残量か、使用前に必ず確認すること。

● **酸素ボンベ残量確認方法**

〈酸素ボンベの使用可能時間の計算式〉

> 圧力計の値（MPa）/15（MPa）×酸素ボンベ容量（500L等）÷投与酸素流量（L/min）×0.8（安全係数）＝使用可能時間（分）

（例）圧力計の値が9MPa、酸素流量5L/分の場合……9÷15×500÷5×0.8＝48（分）

〈酸素ボンベ残量早見表〉 酸素ボンベ使用時間［分］（ボンベ容量500Lの場合）

MPa用	ボンベ圧力［MPa］　1MPa≒10kg/cm^2									
	5	6	7	8	9	10	11	12	13	14	15
酸素流量 (L/min) 1	136	163	190	218	244	272	299	326	353	380	408
2	68	81	95	108	122	136	149	163	176	190	204
3	45	54	63	72	81	91	99	108	117	126	136
4	34	40	47	54	61	68	74	81	88	95	102
5	27	32	38	43	48	54	59	65	70	76	81
6	22	27	31	36	40	45	49	54	58	63	68
7	19	23	27	31	34	38	42	46	50	54	58
8	17	20	23	27	30	34	37	40	44	47	51
9	15	18	21	24	27	30	33	36	39	42	45
10	13	16	19	21	24	27	29	32	35	38	40

（例）ボンベ圧力15MPa、酸素流量5L/分の場合、81分使用可能になる。

呼吸ケア　酸素ボンベ

> 終了時

1 酸素流量の確認と付け替え
中央配管の酸素流量を指示量に流し、患者の酸素チューブを付け替える。

2 異変がないか観察する
酸素チューブの外れや屈曲がないか、呼吸状態は変化ないか観察する。

3 元栓を閉める
酸素ボンベの元栓を閉める。

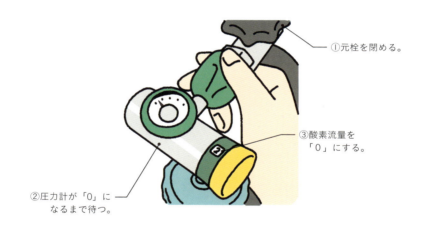

①元栓を閉める。
②圧力計が「0」になるまで待つ。
③酸素流量を「0」にする。

4 酸素流量をオフに
圧力計が「0（ゼロ）」になってから、酸素流量をオフにする。

5 保管庫に片付ける
酸素ボンベの保管庫に片付ける。

交換方法

1. 元栓と圧力計の確認
酸素ボンベの元栓が閉まっていること、圧力計が「0」になっていることを確認する。

> **もっと知りたい！**
>
> 酸素ボンベの圧力計が上がったまま保管すると、圧力計破損の原因になります。酸素流量を先にオフにしたくなりますが、いまは、酸素ボンベの元栓から先に閉めて、圧力計が「0」になったのを確認してから酸素流量をオフにします。
>
> **酸素ボンベのインシデント**
> 圧力計が「0」でない場合、元栓を開け忘れて使用すると、圧力計内に残った酸素が流出するため、酸素が流れていると勘違いします。しかし、圧力計内の酸素は少ないため、すぐに酸素が止まり、酸素投与されないまま搬送し、患者のSpO_2が低下して気づくというインシデントが多発しています。酸素ボンベ開始時は元栓を必ず開ける、終了時は圧力計を「0」にすることを徹底しましょう。

2. 圧力調節器を外す
圧力調節器を酸素ボンベから外す。

3. 保管する
空のボンベは、表示を「空」などにして、保管する。

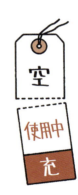

4. 圧力調節器を接続
新しい酸素ボンベに、圧力調節器を接続する。

5. 酸素漏れの有無を確認
酸素ボンベの元栓を開け、圧力計が満タン（15MPa）であること、酸素の漏れがないことを確認する。

6. 酸素流出の確認
酸素の流出を確認し、酸素ボンベの元栓を閉める。

呼吸ケアのいまむかし

酸素の加湿は必ずしも必要ではない

酸素療法は、低流量システム（→P.60）と高流量システム（→P.66）の2種類。低流量システムの場合、酸素流量3L／分以下は加湿不要です。

むかし はこうだった！

酸素療法を行う場合は、必ず酸素デバイスに滅菌蒸留水を入れて加湿していました。中央配管から供給される酸素には湿度がありません。乾燥した酸素は気道粘膜の水分を奪い、線毛運動が低下して分泌物の喀出が困難になるなどのリスクがあります。その予防のために、酸素を滅菌蒸留水に通してから投与していました。

従来の酸素デバイス

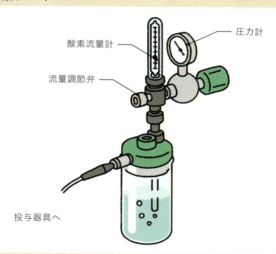

酸素流量計
圧力計
流量調節弁
投与器具へ

むかし の問題点

- 酸素デバイスに滅菌蒸留水をつぎ足して加湿していた
- 投与前に酸素を滅菌蒸留水に通す手間がかかった
- 酸素加湿は加湿水の細菌汚染や騒音、高コストなども

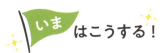 **はこうする！**

現在、<mark>酸素流量3L/分以下では酸素の加湿は不要</mark>となっています。病院によっては4L/分以下で不要としている場合もあります（ガイドラインによって何L/分から加湿不要か異なる）。これは、その程度の流量では1回換気量に占める配管からの酸素の割合が少ないためです[※]。つまり、<mark>酸素を加湿するよりも室内の湿度を十分保つほうがよほど効果的</mark>なのです。ただし現在も、<mark>酸素流量4L/分以上の場合は加湿が必要</mark>です。とくに<mark>リザーバー付き酸素マスクを使用する場合は加湿が必須</mark>で、その方法も、加湿水をつぎ足ししない、ディスポーザブル加湿器へと進化しています。

※吸気流速30L/分の患者の場合、酸素流量3L/分では、3/30で、吸気の10%が酸素、残り90%が室内気となる。

● 酸素流量計ではダイヤル式が主流に

ダイヤル式の酸素流量計

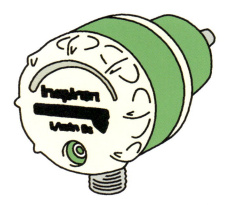

▲現在の流量計はダイヤル式が主流。フロート式と違い、ダイヤルを回すだけで流量を設定できる。

> 📎 **知っておこう！**
>
> **低流量と高流量の違い**
>
> 健常成人では、1回に約500mLの空気を約1秒で吸入します。この時の吸気流速は500mL×60秒＝30L/分。これを基準に、酸素デバイスからのガスの供給量が30L/分以下なら低流量システムと言い、30L/分以上なら高流量システムと言います。

呼吸ケア　低流量酸素

 ここが変わった！

- 酸素流量3L/分以下では酸素の加湿が不要に（ガイドラインによって異なる）
- 加湿水をつぎ足ししない、ディスポーザブル加湿器が主流に
- 酸素流量計もダイヤル式が主流に

現在の手順 低流量システムの酸素療法の仕方

加湿しない場合

1 アダプターの接続
酸素流量計に酸素アダプターを接続する。

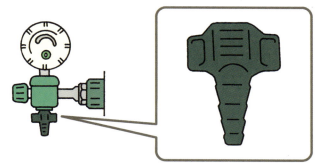

▲酸素アダプターはディスポーザブルなので、使い回さないようにすること。

2 配管に接続
酸素流量計を酸素配管に接続する。

3 指示流量を流す
医師の指示流量を流し、酸素の流出を確認する。

4 デバイスをアダプターに接続
アダプターの酸素の接続口に、経鼻カニューラまたは簡易酸素マスクを接続する。

5 デバイスを装着
経鼻カニューラを患者に装着する。

6 呼吸を観察
接続部のゆるみを確認し、呼吸状態を観察する。

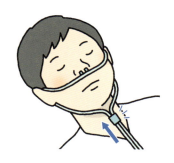

加湿する場合

1 アダプターと加湿専用水を接続
酸素流量計に
ヒューミディファイヤーアダプターと
加湿専用水を接続する。

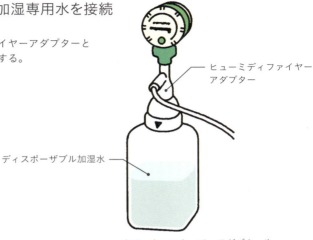

ヒューミディファイヤーアダプター

ディスポーザブル加湿水

▲メーカーによって、アダプターや加湿水の形状は異なる。

呼吸ケア　低流量酸素

2 配管に接続
酸素流量計を酸素配管に接続する。

3 指示流量を流す
医師の指示流量を流し、酸素の流出を確認する。

4 デバイスをアダプターに接続
アダプターの酸素の接続口に、簡易酸素マスクまたはリザーバー付き酸素マスクを接続する。

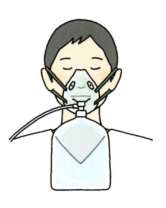

5 デバイスを装着
簡易酸素マスクまたはリザーバー付き酸素マスクを患者に装着する。

6 呼吸を観察
接続部のゆるみを確認し、呼吸状態を観察する。

もっと知りたい！

低流量システムの場合、酸素デバイスからのガスの供給量が30L/分以下のため、不足分はマスク周囲から流入する室内気によって補われます。つまり、21%の酸素（室内気）と中央配管からの酸素が混合されたものを吸っているのです。下の表は酸素流量と吸入酸素濃度の目安を示していますが、吸入酸素濃度は、吸入した室内気量に左右され、同じ酸素流量でも患者の呼吸パターンによって異なるため、目安でしかありません。

●酸素流量と吸入酸素濃度の目安

酸素流量 （L/分）	1	2	3	4	5	6	7	8	9	10
経鼻 カニューラ	24	28	32	36	40	37	41	45	49	54
簡易 酸素マスク					35 〜 40	40〜50		50		
リザーバー付き 酸素マスク						60〜				

（吸入酸素濃度：%）

もっと知りたい！

デバイスの種類
低流量酸素療法は、酸素流量によってデバイスを替えます。

●経鼻カニューラ
酸素流量5L/分未満で使用します。5L/分以上では、吸入気酸素濃度の上昇が期待できません。また、鼻粘膜の痛みも発生しやすいです。

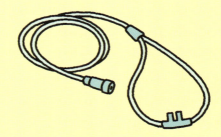

●簡易酸素マスク
酸素流量5L/分以上で使用します。5L/分未満では、マスク内の呼気を再呼吸します。

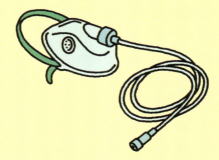

●リザーバー付き酸素マスク
酸素流量6L/分以上で使用します。リザーバー内に溜めた酸素を吸入するため、吸入酸素濃度60％程度の酸素濃度が期待できます。リザーバーが膨らんでいることを必ず確認します。

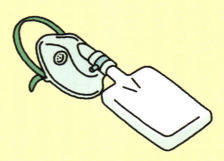

呼吸ケア　低流量酸素

呼吸ケアのいまむかし

高流量酸素の加湿水はディスポーザブルになった

高流量システムの酸素療法では必ず加湿が必要ですが、
加湿水がディスポーザブルになっています。

むかし はこうだった！

もともと高流量システムは、Ⅱ型呼吸不全のように、呼吸パターンによって酸素濃度が変化しては困る患者を対象に開発されました。それまでの低流量システムでは、酸素は設定した流量通りにしか流れてきませんが、高流量システムは周囲の空気を取り込んで、設定した流量以上に流れてくるのです。流量が多いため、加湿が必要ですが、その方法は加湿器に滅菌蒸留水を入れ、加湿水が減ってくると加湿器につぎ足しをしていました。加温する場合は、加温棒を入れて加湿水を温めていました。

●加湿水をつぎ足していた

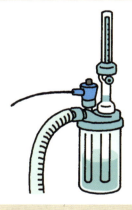

◀加湿器の水が減ってしまうと、加湿水をつぎ足していた。

むかし の問題点

- 加湿水をつぎ足していた
- 加温する場合は、加温棒を入れて加湿水を温めていた

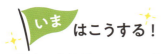 **はこうする！**

現在、高流量システムの酸素デバイスは、**アダプターも加湿水も、酸素流量計以外はすべてディスポーザブル**です。加温する時は、ヒーターを**ワンタッチで装着**できるものが増えています。

● 高流量システムの組み立てが簡単

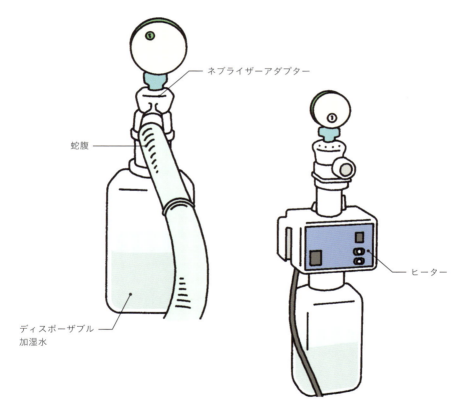

ネブライザーアダプター
蛇腹
ディスポーザブル加湿水
ヒーター

呼吸ケア　高流量酸素

 ここが変わった！

- ● 酸素流量計以外はすべてディスポーザブル
- ● 加温の際もヒーターをワンタッチで装着するだけ

現在の手順 高流量システムの酸素療法の仕方

1 酸素流量計に接続

酸素流量計にネブライザーアダプターと加湿専用水を接続する。
ヒーターを使用する場合は、ネブライザーアダプターと加湿専用水の間に装着する。

> **もっと知りたい！**
> **ヒーターで加温する場合**
> ヒーターで加温すると加湿率が高くなります。冬など乾燥している時にヒーターを使用すると一見よさそうですが、生温かいガスが常時顔にかかるため、不快に感じる患者も多いです。また、水蒸気が室温で冷やされ、患者の顔に水滴となってかかることもあり、誤嚥につながる場合があります。人の上気道は天然の加温加湿器と言われています。そのため、口鼻を覆ってマスクを装着する場合、基本的にはヒーターによる加温は不要です。気管切開患者など上気道がバイパスされている場合は、ヒーターによる加温が必須になります。

2 配管に接続

酸素流量計を酸素配管に接続する。

3 ネブライザーアダプターに接続

ネブライザーアダプターに、蛇腹、ウォータートラップ、蛇腹、エアロゾルマスクの順に接続する。
セット化されたものを使用している施設も多い。

4 電源を入れ、温度設定

ヒーターを使用する場合は、ヒーターの電源を入れ、温度を設定する。

5 酸素流量と酸素濃度の設定

医師の指示流量と酸素濃度を設定し、酸素の流出を確認する。

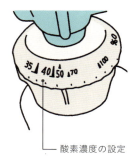

酸素流量の設定

酸素濃度の設定

6 総流量表※で確認

総流量表で30L/分以上になっているか確認する。
※酸素と空気を混合したガスが、デバイスから出てくる実際の流量のこと。酸素濃度のダイヤルの横に穴が開いており、濃度に合わせて空気の取り込み量が変わる。

もっと知りたい！

高流量酸素システムの場合、酸素流量だけでなく、酸素濃度も設定する必要があります。まず、どの程度の酸素濃度で患者に投与したいか設定します。下記の総流量表を見て、30L/分以上になるように酸素流量を設定します。総流量を30L/分以下の設定にすると、不足分は室内気を吸うため、吸入酸素濃度が下がります。また、呼吸パターンによって酸素濃度も変化します。さらに、患者の吸気努力が強く、30L/分以上の吸気流量が懸念される場合は、酸素流量を増やします。マスクからの流量は増えますが、酸素濃度設定を変えない限り、その酸素濃度で投与されます。

●総流量表
（例：エム・シー・メディカル株式会社 イージーウォーターの場合。製品によって総流量が異なる）

酸素流量（L／分）　　■以外は総流量30L/分以下のため、調整が必要。

酸素濃度（ダイヤル目盛（%））	4	5	6	7	8	9	10	11	12	13	14	15
35	22	28	33	39	45	50	56	62	67	73	79	84
40	16	20	24	29	33	37	41	45	49	54	58	62
50	10	13	16	19	21	24	27	30	32	35	38	40
70	6	8	9	11	12	14	16	17	19	21	22	24
100	4	5	6	7	8	9	10	11	12	13	14	15

呼吸ケア　高流量酸素

7 頭部に固定
エアロゾルマスクで鼻と口を覆い、ゴム紐で頭部に固定する。

もっと知りたい！

ベンチュリーシステム

現在は、高流量システムでも、酸素濃度40%以下は加湿が不要とされています。**高流量システムのデバイスには加湿ができないベンチュリーマスクもあります。これは5種類の酸素濃度を色分けされたアダプターで設定でき、総流量が30L/分以上になるよ**うに適切な酸素流量がアダプターに記載されています。低〜中濃度の酸素投与時に使用されることがあります。

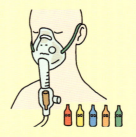

	赤	黄	青	橙	緑
酸素濃度	24%	28%	31%	35%	40%
酸素流量	4L／分	4L／分	6L／分	8L／分	8L／分
総流量	105	45	47	45	33

※メーカーによって色が異なる。

8 呼吸を観察
呼吸状態を観察する。

呼吸ケアのいまむかし

高濃度酸素を投与できる HFNC が登場した

経鼻カニューラでの投与酸素は、酸素流量5L/分程度まででしたが、近年100％に近い酸素濃度を経鼻カニューラで投与できるHFNCが登場しました。

むかし はこうだった！

酸素療法に高流量システムが登場し、1回換気量以上の高流量を供給できるようになりましたが、酸素濃度は50〜60％程度でした。それ以上の高濃度酸素を投与したい場合は、酸素をリザーバーに溜めてそれを吸入する「リザーバー付き酸素マスク」に変更しました。それでも70％程度の酸素濃度が限界で、これ以上の治療を要する患者は人工呼吸器管理へと移行していました。

● **70％程度の酸素濃度が限界だった**

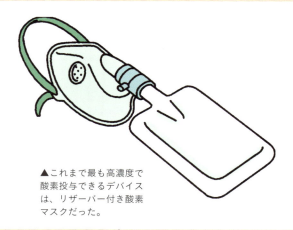

▲これまで最も高濃度で酸素投与できるデバイスは、リザーバー付き酸素マスクだった。

むかし の問題点

- 経鼻カニューラで投与できる酸素は酸素流量5L/分程度までだった
- 高濃度酸素を投与したい場合は、リザーバー付き酸素マスクを使用していた
- リザーバー付き酸素マスクでも70％程度の酸素濃度が限界だった

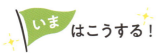 **はこうする！**

High-flow nasal cannula（HFNC）は、==加温加湿した酸素を高濃度、高流量で鼻腔から投与できる新しい酸素療法==として、2011年頃より日本で導入され始めました。HFNCにより==人工呼吸器管理へ移行せずに済んでいる事例も==あります。また、HFNCは十分に加温加湿することで==高流量でありながら鼻腔への刺激が少なく、会話や食事が可能==となり、QOL（クオリティ オブ ライフ）が向上しています。発売当初は、人工呼吸器と同様に圧縮空気配管が必要でしたが、現在は酸素ガスのみでの可動が可能となり、==在宅にまで普及==しています。

● 高濃度酸素が経鼻カニューラで可能になった

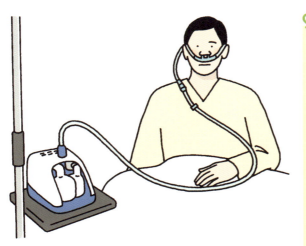

> 知っておこう！
>
> #### HFNCの効果
>
> ①**高濃度酸素の安定供給**
> 酸素濃度100%まで設定が可能に。
>
> ②**気道粘膜のクリアランス**
> 人工呼吸器と同等の加温加湿機能により気道分泌物の排出促進ができる。
>
> ③**解剖学的死腔のウォッシュアウト**
> 気道の死腔に溜まった呼気ガスを高流量で洗い出すことで、二酸化炭素の再呼吸を防ぎ換気効率を上げる。
>
> ④**PEEP（呼気終末陽圧）効果**
> 持続的な高流量により呼気の終末に若干の陽圧が生じ、ガス交換の効率を上げる。

 ここが変わった！

- 高濃度酸素を高流量で鼻腔から投与が可能に
- 高流量でありながら鼻腔への刺激が少なく、会話や食事が可能に
- 在宅にまで普及するほどの機能性

呼吸ケア　HFNC

現在の手順 HFNCの使い方

1. HFNCを配管に接続

HFNCを酸素配管に接続する。
圧縮空気配管が必要なタイプもある。

> **もっと知りたい！**
>
> **HFNCには以下のような禁忌がある**
> - 呼吸停止、または自発呼吸が不安定な場合
> - 呼吸循環不全など人工呼吸管理が必要な状態の場合
> - 気道確保が困難な場合
> - 鼻の術後や外傷など、カニューラの装着が困難な場合　など

2. 電源を接続

HFNC本体部には
加温加湿器のAC電源を接続する。

3. 加湿専用水を接続

加湿専用水を接続します。加湿水の減少が早いため、
1Lなどの大きい加湿水を使用するか、
加湿水を連結させて使用するとよい。

4. 数値の設定

HFNCの温度、酸素流量、酸素濃度を設定する。

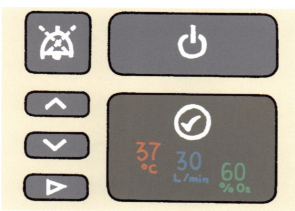

▲設定ボタン例

5 気流の確認

HFNCからの気流が温かいことを確認する。機種により異なるが、温まるまでに5分程度の時間を要する。
冷たいまま装着すると、患者の鼻粘膜を刺激し、鼻出血や痛みの原因になる。

6 カニューラを装着

HFNC専用のカニューラを装着する。

7 呼吸状態を観察

吸気時に外気の吸い込みがないか、カニューラは固定されているか、呼吸状態などを確認する。
吸気時の外気の吸い込みは、患者の鼻の横に手を当てて確認。
外気の吸い込みがある場合は、吸入酸素濃度が
設定よりも低いことを意味する。

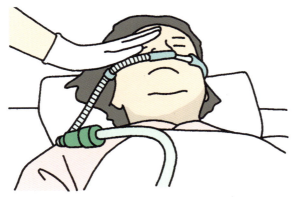

◀吸気時の外気の吸い込みの確認方法。

もっと知りたい！

酸素療法の評価

HFNCに限りませんが、酸素療法中は、SpO_2値をはじめ、バイタルサイン測定、自覚症状や他覚症状（呼吸数や、努力呼吸の有無、チアノーゼ等）を観察し、酸素の不足と不要を評価します。不足時は医師と相談し酸素濃度の増量が必要ですし、十分なら酸素を減量しHFNCから一般的な酸素療法へ変更、または酸素療法を終了します。酸素療法にも、酸素中毒や気道浄化の障害など合併症もあります。漫然と酸素療法を行ってはいけません。

呼吸ケアのいまむかし

吸入療法の吸入器が多種多様化している

吸入療法は、喘息の治療として飛躍的に進歩し、
吸入器も多種多様化しています。

むかし はこうだった！

喘息の薬物治療は、気管支拡張薬であるβ刺激薬の吸入療法しかありませんでした。1980年代には、定量噴霧式吸入器（MDI）は多数開発されましたが、β刺激薬の定期的吸入療法と喘息死の関連が報告され、β刺激薬吸入は喘息発作時に制限されるなど、吸入治療が確立されませんでした。

● 喘息治療はβ刺激薬の吸入療法しかなかった

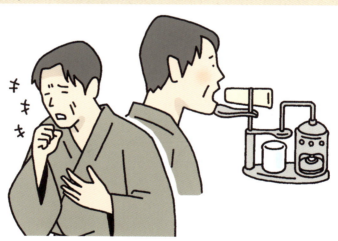

むかし の問題点

- 喘息治療はβ刺激薬の吸入療法しかなかった
- 吸入β刺激薬はおもに喘息発作時のみに制限されていた

いま はこうする！

喘息の薬物治療は、**吸入ステロイド薬（ICS）によって進化**しました。ICSは、**炎症を抑えることで喘息発作を予防し、その頻度を減らすため、日常的に定期投与することが推奨されています**。在宅で簡便に使用できる吸入デバイスとして、MDI、DPI、SMIがあり、吸引力に合わせられるなど、**多種多様化**しています。また、吸入療法は喘息だけでなく、気管支拡張症に対する去痰薬や、気道・肺感染症に対する抗菌薬にも使用されます。目的に応じて、適切な吸入器と薬剤を選択することが重要です。

● 日常的に定期投与できる吸入器と薬剤が登場!

吸入器の特徴

[MDI]
- ボンベの底を押すと1回分の吸入薬がエアロゾルとして噴霧される。
- タイミングよく息を吸いながら噴霧する必要がある。

▲エアーエアゾール®
キャップを外してボタンを押すだけで吸入できる。

[DPI]
- 粉末状の薬剤を吸入する。
- 吸い上げる力が弱い患者は不向き。

▲レスピマット®
キットを半回転することで1回分吸入できる。カートリッジをセットする必要がある。

▲エリプタ®
キットのカバーを開ける際に、1回分の薬剤が充填される。

[SMI]
- 噴霧ボタンを押すと1回分の吸入薬が低速で細かいミストとして噴霧される。
- ゆっくりと吸入できるため、吸引力が弱い患者でも使用しやすい。

▲アドエア®
キットカバーを片手で持ち、もう一方の手でレバーを回して、1回分を吸い込む。残薬数を示すカウンター付き。

▲ブリーズヘラー®
カプセルの薬剤を1回分ずつセットする。吸入後はカプセルに薬剤の粉末が残っていないことを確認する必要がある。

▲タービュヘイラー®
反時計回りに回し、さらに時計回りに戻すことで1回分の薬剤が充填される。

💡 ここが変わった！

- 喘息の薬物治療は吸入ステロイド薬（ICS）が主流になった
- 吸入器が多種多様化し、在宅で簡便に使用できるようになった

現在の手順 吸入療法の仕方

使用する吸入器の取扱説明書を必ず確認すること。

1 吸入器の準備
吸入器を準備する。

2 息を吐き出す
マウスピースに息がかからないように、息を吐き出す。

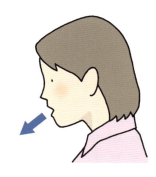

3 マウスピースをくわえる
マウスピースをくわえる。

4 薬剤を吸入する

【MDI】
ゆっくりと息を吸いながら、ボンベの底を押して薬剤を噴霧する。

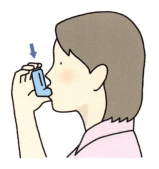

【SMI】
ゆっくりと息を吸いながら、噴霧ボタンを押す。

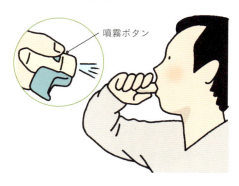

噴霧ボタン

【DPI】
一気に深く吸い込む。

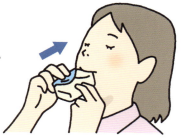

74

5 息を吐く
口から吸入器を離し、3〜4秒息を止めた後、ゆっくりと息を吐き出す。

6 含嗽する
含嗽し、のどや口内に残っている薬剤を洗い流す。

〈のど〉

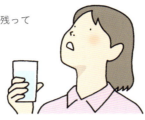

〈口内〉

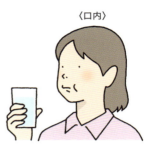

呼吸ケア　吸入療法

もっと知りたい！

重症患者や呼吸状態が悪化している患者には、ジェットネブライザーや超音波ネブライザーを使用します。

ジェットネブライザーと超音波ネブライザーの違い
噴霧されるエアロゾルのサイズが違います。ジェットネブライザーでは気管までしか届きませんが、超音波ネブライザーは細気管支まで届きます。薬剤を気道のどの部位に作用させたいかで使い分けます。

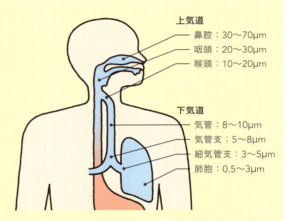

上気道
- 鼻腔：30〜70μm
- 咽頭：20〜30μm
- 喉頭：10〜20μm

下気道
- 気管：8〜10μm
- 気管支：5〜8μm
- 細気管支：3〜5μm
- 肺胞：0.5〜3μm

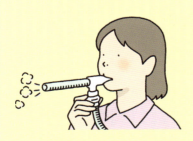

▲ジェットネブライザー
圧縮空気（ジェット気流）で薬液を霧状化する（粒子径5〜10μm）。ほとんどの薬剤が使用可能。

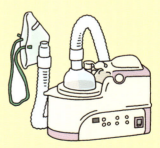

▲超音波ネブライザー
超音波の振動を利用して霧状化する（粒子径1〜5μm）。一部の薬剤（抗菌薬や去痰薬など）は、超音波振動により薬効が失われる。

呼吸ケアのいまむかし

口腔吸引時、吸引カテーテルは口蓋垂（こうがいすい）より奥に挿入しない

口腔吸引は、嚥下障害や分泌物の排出が困難な患者に対し、分泌物を除去し、気道を開通させるために必要な技術です。

むかし はこうだった！

むかしは、口腔吸引は定期的に行っていました。吸引の際は、患者の呼吸音や咳嗽力などのアセスメントを行わずに、「2時間ごとに吸引」といった計画に基づいて、時間的スケジュールに沿って吸引することが一般的でした。その際、吸引カテーテルは口蓋垂より奥まで挿入して、嘔吐反射を誘発したり、粘膜を損傷させたりすることがありました。さらに、口腔から気管まで吸引カテーテルを挿入し、気管吸引を試みることさえありました。加えて、口腔吸引と鼻腔吸引がセットで行われることも多く、患者の負担は大きかったと言えます。

● 2時間ごとなどに口蓋垂より奥まで吸引していた

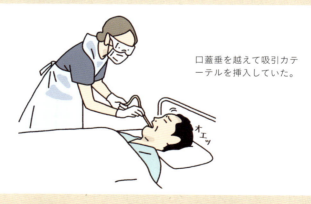

口蓋垂を越えて吸引カテーテルを挿入していた。

むかし の問題点

- アセスメントを行わず、2時間ごとなどに吸引することが一般的だった
- 吸引の際、口蓋垂より奥までカテーテルを挿入していた
- 口腔吸引と鼻腔吸引がセットで行われることが多かった

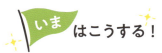
はこうする！

いまは、**吸引前に吸引の必要性をアセスメント**し、適応と判断した場合のみ実施します。開口し口腔に分泌物の貯留がなければ適応になりません。たとえ肺野で分泌物の貯留を示す副雑音が聴取されても、口腔からは吸引できないため、咳嗽を促す、口腔ケアをする、体位ドレナージをするなど、口腔に分泌物を移動させるケアが優先されます。口腔から気管に吸引カテーテルを誤って挿入した場合、口腔の細菌が気管に押し込まれ、肺炎を引き起こす可能性があります。したがって、現在では**口蓋垂を越えて吸引カテーテルを挿入することは推奨されません**。また、鼻腔吸引は出血を伴うリスクが高く、なにより患者の苦痛が非常に大きいため、鼻腔吸引も推奨されません。

● 吸引前に必ずアセスメントを実施

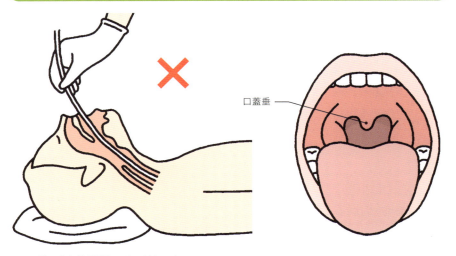

▲口腔から気管吸引してはいけない！

ここが変わった！

- 事前にアセスメントし、適応と判断した場合のみ実施
- 口腔に分泌物を移動させるケアが優先される
- 鼻腔吸引は推奨されない

呼吸ケア　口腔吸引

現在の手順 口腔吸引の仕方

1 アセスメントする
吸引の必要性をアセスメントする。

2 吸引圧の設定
吸引圧を－20kPa（≒150mmHg）程度に設定し、吸引圧がかかることを確認する。
設定する時、コネクティングチューブを折り曲げて吸引圧を設定すると、
設定圧以上の高圧にならない。

3 コネクティングチューブを接続
吸引カテーテルとコネクティングチューブを接続し、吸引カテーテルの先端から10cm程度の位置で、清潔に取り出して持つ。

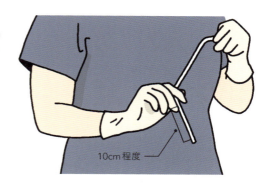
10cm程度

4 吸引する
患者に声かけをしながら、吸引圧をかけたまま、口腔に吸引カテーテルを10cm程度挿入し、口蓋垂に当たらないように、また口蓋垂を越えないように吸引する。カテーテルを指でねじるように回転させながら吸引すると、粘膜を傷つけにくい。

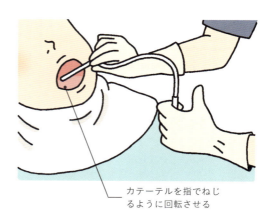
カテーテルを指でねじるように回転させる

5 吸引終了

吸引終了後、吸引カテーテルに付着した分泌物を消毒用アルコール綿で拭き、洗浄水を通水する。
洗浄水は水道水でかまわない。

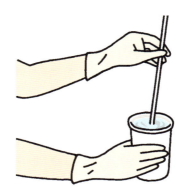

6 吸引カテーテルを外す

吸引カテーテルを手に巻き付けるようにしてコネクティングチューブから外し、吸引カテーテルを手袋で包むように、手袋ごと廃棄する。

7 呼吸を観察

吸引が終了したことを伝え、呼吸状態を観察する。

呼吸ケア　口腔吸引

もっと知りたい！

唾液を誤嚥させない工夫

唾液の誤嚥予防を口腔吸引だけで対応しようとしていませんか？　誤嚥予防には体位がとても重要です。仰臥位であご先を上げた体位は、口腔から気道まで一直線になり誤嚥しやすい体位です。仰臥位であれば、頭部を20〜30度程度挙上し、枕をやや高めにしてあご先を引く体位にします。可能であれば、仰臥位は避け側臥位や腹臥位にします。その場合、頬部に分泌物が貯留するため、口腔を持続吸引する場合があります。口腔の持続吸引には、渦巻チューブや口腔粘膜を吸引しない排唾管などが用いられます。

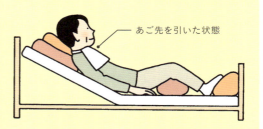

あご先を引いた状態

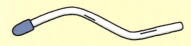

▲排唾管。口腔粘膜を吸引しないようにデザインされており、チューブを曲げて吸引できる。唾液の粘稠度が高い時に効果的。

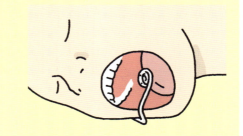

▲渦巻チューブは先端部が渦巻状で、舌を動かしても吸引できる。

循環ケアのいまむかし

12誘導心電図検査は看護師が行う

12誘導心電図検査は、不整脈や循環状態など多くの情報を得られるため、緊急時には看護師が心電図測定も行います。

むかし はこうだった！

以前は、医師の指示を受けてから看護師が12誘導心電図の装着や測定を行い、記録された波形は紙に出力され、医師が確認するまで時間がかかっていました。また、12誘導心電図はおもに検査室や集中治療室など特定の場所で使用されていました。

● **12誘導心電図波形は紙で出力され、紙で保存していた**

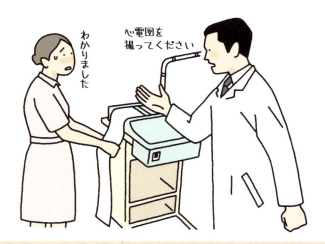

むかし の問題点

- 記録された波形は紙で出力。医師が確認するまで時間がかかっていた
- 緊急時でも医師の指示を待つ必要があった
- 検査室や集中治療室など、特定の場所でしか使用されていなかった

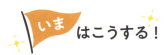
いまはこうする！

現在は、**デジタル技術の進化により心電図波形がリアルタイムに解析され、自動的にデータが保存されます**。心電図の異常波形が出現した際は、看護師は医師への報告とともに、酸素投与や薬剤の準備などの初期対応を行うことが増えており、**緊急時には医師の到着を待たずに看護師が対応を開始することも**あります。また、心電図のモニタリングは病院内だけではなくなってきています。近年では、在宅医療や遠隔医療が進む中で、看護師が患者の遠隔モニタリングをサポートする機会が増えています。

● デジタル技術ですぐに解析し、自動的にデータ保存

心電図モニタと12誘導心電図の違い

種類	特徴	適応
心電図モニタ	●持続的にモニタリングできる。 ●心電図は肢誘導の1つの波形を表示する。 ●無線で通信する心電図モニタ（医用テレメータ）と有線のベッドサイドモニタの2種類がある。 **医用テレメータ送信機** ◀医用テレメータはナースステーションのセントラルモニタへ送信される。 ▶ベッドサイドモニタでは、観血的動脈圧なども計測できる。 ▼呼吸数は不正確のため、必ず実測すること！	不整脈がある患者／心疾患患者／急変リスクのある患者／ICUなど重症患者など
12誘導心電図	●12種類の波形を表示する。 ●心電図以外は測定できない。 ▶12誘導心電図モニタ	不整脈の確定診断が必要な場合／健康診断／救急外来での診断／術前検査など

ここが変わった！

- 心電図波形がリアルタイムに解析され、自動的に電子カルテに保存される
- 緊急時には、医師の到着を待たずに看護師が心電図測定や初期対応を行う
- 病院内の一部に設置されるだけではなく、在宅など遠隔モニタリングも増えている

現在の手順 12誘導心電図の装着の仕方

1 ベッドサイドに設置
心電計を患者のベッドサイドへ設置する。

2 記録感度とペーパー速度の決定
記録感度1mV/cm、ペーパー速度25mm/秒であることを確認する。

3 寒さや緊張の有無を確認
室温を調整し、寒くないかを確認する。
寒さや緊張はノイズが混入しやすくなる。

4 プライバシーの保護
カーテンを閉め、前胸部を露出し、仰臥位にする。

5 肢誘導の装着
肢誘導の電極を装着する。

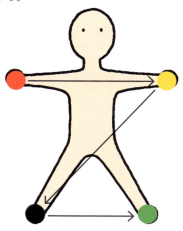

▲右手は赤、左手は黄、右足は黒、左足は緑と決まっている。「あ(赤)・き(黄)・よし・く(黒)・み(緑)・こ」と覚えるとよい。

6 胸部誘導の装着

胸部誘導の電極を装着する。
吸着式の場合は、
密着できるように
専用ペーストをつける。

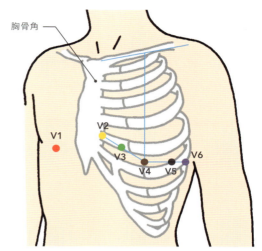

▶胸骨を上から触っていくと隆起している部分（胸骨角）が第2肋骨で、その下のクボミが第2肋間。第2肋間から指を下にずらして第4肋間を探すとわかりやすい。

▲「あ（赤）・き（黄）・み（緑）・ち（茶）・く（黒）・ん（紫）」と覚えるとよい。V3を飛ばして、V4を先に付けるのがポイント。

7 安定したら記録

心電図波形が安定したら、記録する。

 知っておこう！

心電図モニタの装着部位

- ●赤…右鎖骨下
- ●黄…左鎖骨下
- ●緑…左下胸部

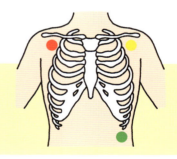

心電図モニタ使用上の注意

インシデント報告が多数あるため、注意すること。
- □ 適正なアラーム設定をする（アラームを常時オフにしない）。
- □ リード線が患者の動きで引っ張られたり邪魔になったりしないように固定する。
- □ 電極は粘着力が弱くなる前に、定期的に交換する。
- □ 電極を交換する際は、皮膚トラブルの有無を観察し、同一部位を避けて貼付する。
- □ 医用テレメータの場合、送信機の電池がなくなる前に交換する。
- □ 医用テレメータの場合、患者に装着している医用テレメータと、受信している心電図のチャネル番号が合っているか確認する。

循環ケア　心電図モニタ

注射・輸液ケアのいまむかし

針と注射器を使用せずに
ミキシングできる点滴が増えた

静脈注射時のミキシングは、バッグ型キット製剤等の導入で、
安全性や効率性が大幅に向上しています。

むかし はこうだった！

栄養補給の高カロリー輸液は、投与直前に電解質輸液にアミノ酸輸液を連結管でつないで入れ、さらにビタミン剤や微量元素などを注射針とシリンジで混注していました。混合した輸液を保存すると、化学変化を起こし劣化してしまいます。直前の混注は、細菌混入や混注の手間、混合忘れなどの問題がありました。

● 連結管やシリンジで混合

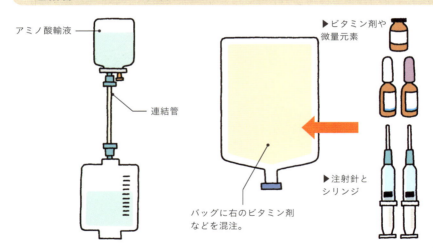

むかし の問題点

- ● 化学変化を起こし劣化するため、使用直前のみしか混合できなかった
- ● 混注の手間があり、混合忘れなどが発生した
- ● 細菌の混入リスクがあった

84

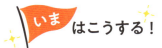 **はこうする！**

現在、<mark>バッグ型キット製剤</mark>といって、上下2室に薬液を分け、使用直前に隔壁を開通することで、<mark>無菌的かつ容易に混合できる</mark>製剤が増えています。近年は小室を増やし、クワッド（4室）バッグもあります。そのほかにも、生食溶解液キットや5％糖液TNなど、溶解する生理食塩液や5％糖液のボトル側に溶解用の穿刺針がついており、抗生剤などのバイアル製剤であればキットに接続するだけでミキシングできるタイプもあります。

● ミキシングが容易に

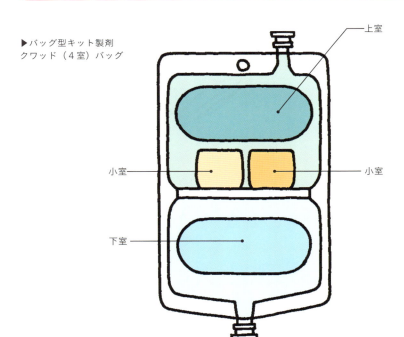

▶バッグ型キット製剤
クワッド（4室）バッグ

上室／小室／小室／下室

 ここが変わった！

- 使用直前に隔壁を開通するだけ
- 容易に混合できる製剤が増えている
- 無菌状態を保持できる

現在の手順 ミキシングの仕方

バッグ型キット製剤のミキシング

1 6Rで確認する
指示書と注射薬を6R（→P.118）で確認する。

2 隔壁を開通
下室を両手で押し、隔壁を開通させる。

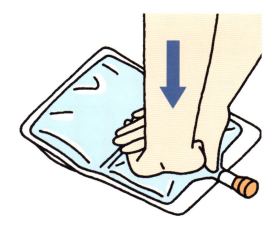

3 混合する
上室と下室を交互に押して混合する。

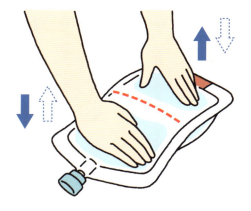

4 目視で開通を確認
目で見て完全に開通しているか確認する。
開通忘れのインシデントが起こっているので、必ず開通の確認をすること。

生食注TNのミキシング

1 6Rで確認する
指示書と注射薬を6R（→P.118）で確認する。

2 バイアルを差し込む
生食ボトルのキャップを外し、アダプターにバイアルを垂直に差し込む。

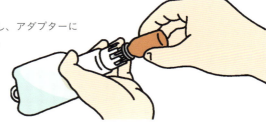

3 生食を注入
逆立てにし、生食をバイアル内に注入する。

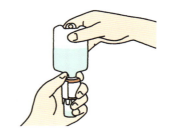

4 溶解後、静置する
薬剤が溶解した後、生食ボトルを下にして静置する。

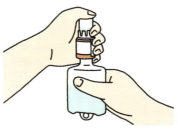

5 取り外す
生食ボトルからアダプターとバイアルを取り外す。アダプターとバイアルを外さない製品もある。

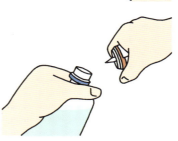

針とシリンジを使用したバイアルの吸い上げ（液状薬剤の場合）

1 6Rで確認する
指示書と注射薬を6R（→P.118）で確認する。

2 ゴム栓を消毒する
バイアルの蓋を外し、ゴム栓をアルコール綿で消毒する。

3 針を刺す
吸い上げる薬液量と同量の空気をシリンジに吸ってから、ゴム栓に垂直に針を刺す。

4 薬液を吸い上げる
バイアルを逆さにして薬液を吸い上げる。
シリンジ内の空気を少しずつ入れながら
吸わないと、吸いにくくなる。

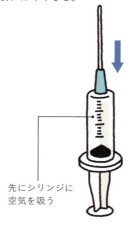

先にシリンジに
空気を吸う

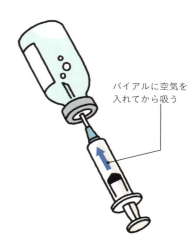

バイアルに空気を
入れてから吸う

5 混注する
生食ボトルなどに混注する。

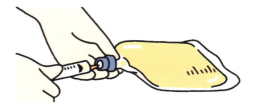

> **もっと知りたい！**
>
> 最近は、シリンジ製剤もミキシング要らずになりました。あらかじめ薬剤がシリンジに充填されキット化された製剤「プレフィルドシリンジ」が増えており、準備時間が短縮され、正確な量で使用することができます。プレフィルドシリンジには、ワクチン類やヘパリンなどの抗凝固薬、ホルモン剤などがあり、注射針を接続するだけで筋肉注射や皮下注射ができます。また、ドパミンなどの昇圧剤やデクスメデトミジンなどの鎮静剤もあり、そのままシリンジポンプにセッティングして持続投与することができます。

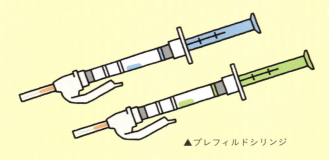

▲プレフィルドシリンジ

針とシリンジを使用したアンプルの吸い上げ

1 6Rで確認する
指示書と注射薬を6R（→P.118）で確認する。

2 薬液を落とす
アンプル頭部の薬液をアンプル胴部へ落とす。
アンプルの頭部を軽く指でたたくか、
ゆっくりと転倒させる。

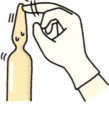

3 アンプルカットをする
アンプルの頭部をアルコール綿で消毒し、ポイントマークを
手前にしてアンプルカットをする。

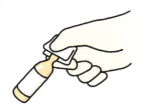
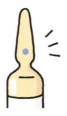
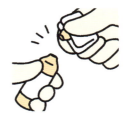

4 薬液を吸い上げる
アンプルに針を入れ、
薬液を吸い上げる。

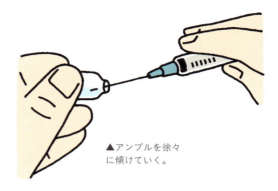

▲アンプルを徐々
に傾けていく。

5 空気を抜き、薬液を満たす
シリンジの空気を抜き、針内にも薬液を満たす。

> **もっと知りたい！**
>
> アドレナリンは、心停止時に使用される昇圧薬ですが、様々な名称があります。アドレナリン、エピネフリン、ボスミン、エピクイック、どれも同じなので、緊急時に焦らないように覚えておきましょう。

皮下注射と筋肉注射の手技

1 6Rで確認する
指示書と注射薬を6R（→P.118）で確認する。

2 消毒する
穿刺(せんし)部位を、消毒用アルコール綿で中心から外側へ
円を描くように消毒する。

3 薬液が満たされているか確認
シリンジ内の空気がないこと、針先まで薬液が
満たされていることを確認する。

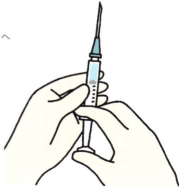

4 2/3程度を穿刺する
皮膚を広くつまみ、針の2/3程度を穿刺する。

> もっと知りたい！

●皮下注射の場合
肩峰（けんぽう）と肘頭（ちゅうとう）を結ぶ下1/3の部位で、10〜30度の角度で穿刺します。

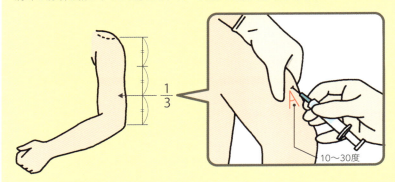

●筋肉注射の場合
肩峰から3横指下の部位で、45〜90度の角度で穿刺します。

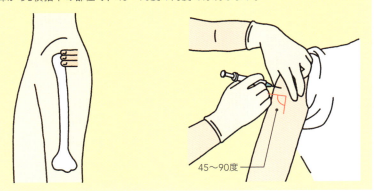

注射・輸液ケア　ミキシング

5 薬液を注入する
痛みやしびれがないか、シリンジを引いて逆血がないか確認した後、薬液を注入する。

6 抜針する
抜針し、アルコール綿を当て、軽く押さえる。

7 針を廃棄する
リキャップせずに、針捨て容器に廃棄する。

注射・輸液ケアのいまむかし

点滴ラインの三方活栓の使用が減少した

点滴ラインは、接続部を外すことによる細菌汚染予防のため、
クローズドシステムが普及しています。

むかし はこうだった！

むかしの点滴ラインは、長さが短いと三方活栓で延長チューブなどを接続していました。また、1本の点滴ラインから2本の輸液をしたり、薬剤の間欠投与をしたりするために、むしろ意図的に三方活栓を点滴ラインに付けていました。そして、側管注射をする場合は、その三方活栓の蓋を外して接続するため、点滴ラインはオープン（開放式）システムと言われ、カテーテル関連血流感染（CRBSI）のリスクが高く、三方活栓への接続不備による逆血のリスクもありました。

三方活栓の蓋を外して接続する必要があった

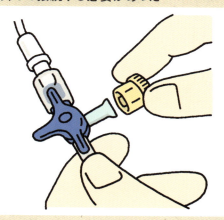

むかし の問題点

- 長さが短いと三方活栓で延長チューブなどを接続していた
- カテーテル関連血流感染（CRBSI）のリスクが高かった
- 三方活栓への接続不備による逆血のリスクもあった

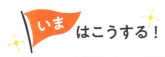
はこうする！

現在は、点滴ラインの側管から接続できる混注部が、**点滴ラインに一体化**され、**針を使用せず、また大気にも開放せずに側管注射ができる**クローズドシステム（閉鎖式）が主流です。クローズドシステムでは、三方活栓の代わりにクレンメがついているものがあります。クレンメは操作性が単純で、三方活栓の方向を悩まなくて済むメリットがあります。ところが、クローズドシステムに三方活栓が組み込まれている点滴ラインもあります。**接続部外れやCRBSI予防には効果的**ですが、三方活栓の操作ミスによるインシデントは変わらず多発しています。三方活栓は、その活栓の向きにより流れる方向が変わりますが、方向を間違えると患者に薬剤が投与されません。三方活栓の操作は混乱することが多いので、確実に輸液をするために理解しておきましょう。

● 点滴ラインが一本化

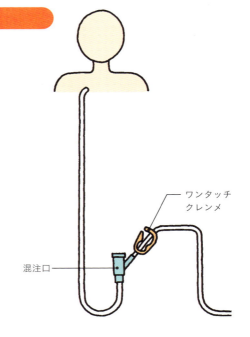

▶側管注射する場合は、クレンメを閉じ、混注口から接続し、注射が終了したらクレンメを開ける。主管点滴と同時に投与する場合は、混注口から接続後、側管点滴と主管点滴がともに滴下されているか確認する。

注射・輸液ケア　三方活栓

 ここが変わった！

- 点滴ラインは大気に開放されないクローズドシステムになった
- 三方活栓の代わりにクレンメが増えた

現在の手順 側管注射の仕方（クレンメの場合）

1 混注部を消毒する
混注部を消毒用アルコール綿で消毒する。

2 側管注射を接続する
混注部に側管投与注射か点滴ラインを接続する。

3 滴下数を合わせる
側管点滴が終了したら、主管点滴ラインのクレンメを開放し、滴下数を合わせる。

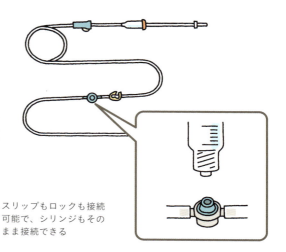

スリップもロックも接続可能で、シリンジもそのまま接続できる

知っておこう！

三方活栓の種類

クローズドシステムでも、クレンメではなく三方活栓を使用している場合もあるため、バーの位置と点滴の流れは押さえておきましょう。三方活栓には**3本のバーがあるR型**と、**1本のバーがあるL型**の2種類あります。バーの位置により、開通するラインが異なります。

● 三方活栓 R型

主管輸液のみの場合の向き

主管点滴

三方活栓側をオフにする

患者側

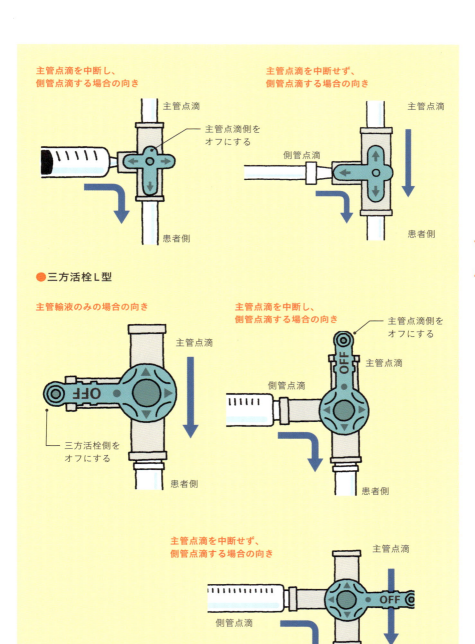

●三方活栓L型

注射・輸液ケアのいまむかし

インスリン注射は ペン型が主流になった

インスリン発見から100年余り。糖尿病患者のインスリン療法は、注射以外にありません。ですが、その投与方法は進化しています。

むかし はこうだった！

以前の日本では、患者が自己注射を行うことは「自己毀損罪」として、認められていませんでした。注射は医療行為であり、「注射は医師だけが行えるもの」という考えが根強く影響していたと言われています。自己注射が認められ、保険適用が実現したのは1981年と、まだ歴史は浅いのです。インスリン注射は、バイアルからインスリン専用シリンジで必要量を吸い上げて皮下注射していました。一部のインスリンは、現在もおもに病院でバイアル製剤が使用されています。

● 専用シリンジで吸い上げ皮下注射

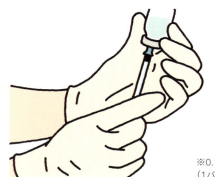

◀インスリン専用注射器には、1目盛り1単位のものと、2単位のものがある。

※0.1mL＝10単位
（1バイアル10mLで1000単位）

むかし の問題点

- 注射は医師だけしか行えなかった
- バイアルから毎回吸い上げていた
- インスリン専用シリンジが必要だった

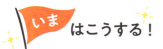
はこうする！

現在、バイアルから吸い上げる手技が必要なく簡便で、かつ正確性も高いことから、**ペン型が主流**です。外観もペンのような形で、**携帯性も向上**しています。加えて、**専用穿刺針も進化**し、直径0.23〜0.25㎜と細く、刺した時の痛みは少しチクッとする程度です。また、Ⅰ型糖尿病患者では、持続皮下インスリン注入療法が用いられることがありますが、インスリンポンプも進化し、最新のものではチューブもなく、小型・軽量なパッチ式もあります。

● ペン型が主流になった

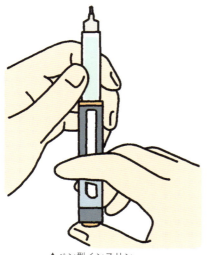
▲ペン型インスリン

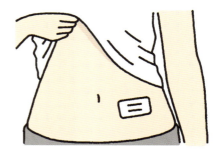
▲Ⅰ型糖尿病患者向けのパッチ式

💡 ここが変わった！

- ● 自己注射ができるようになった
- ● 手技が簡便で正確
- ● 携帯性が向上

注射・輸液ケア　インスリン注射

現在の手順 ペン型インスリン注射の仕方

1 注射のタイミングを確認する

インスリン製剤の種類に合った注射のタイミングであるかを確認する。

もっと知りたい！

インスリン製剤は、超速効型、速効型、中間型、持効型、混合型、配合溶解の6つに分類されます。発現時間、最大作用時間、持続時間が異なるため、誤ったタイミングで注射すると、低血糖、高血糖、血糖コントロール不良などを起こす可能性があります。

●インスリン製剤の種類と特徴

分類	インスリンの作用時間	注射のタイミング	特徴	代表商品名
超速効型		毎食直前15分以内	注射後10〜20分で効き始め、3〜5時間持続する。血糖降下作用は速効型と同等	ヒューマログ®ノボラピッド®
速効型		毎食前30分	注射後30分程度で効き始め、約8時間持続する	ノボリン® Rヒューマリン® R
中間型		朝食前30分以内	注射後1.5時間程度で効き始め、約24時間持続する	ノボリン® Nヒューマリン® N
持効型		朝食前または就寝前の一定刻	注射後1〜2時間程度で効き始め、ほぼ24時間持続する。ほとんどピークがなく、中間型よりも長く効く	ランタス®トレシーバ®
混合型		朝食前と夕食前30分以内。1回/日の場合は朝食前	超速効型と中間型インスリン製剤の混合製剤と、速効型と中間型インスリン製剤の混合製剤の2種類がある	ノボラピッド®ミックスノボリン® 30Rイノレット® 30R
配合型		主たる食事の直前。2回/日の場合は朝・夕食直前	超速効型と持効型インスリン製剤の混合製剤	ライゾデグ®

12h　24h

※各製剤の添付文書を参考に作成

2 6Rで確認する

指示書と注射薬を6R（→ P.118）で確認する。

6Rの確認は、（手順**5**）空打ち後に（手順**6**）単位数を合わせてから行う施設も多い。

98

3 穿刺針を取り付ける

ペンのキャップを外し、ゴム栓をアルコール綿で拭き、穿刺針を取り付ける。白濁している製剤は穿刺針を取り付ける前に均一になるように混和する。

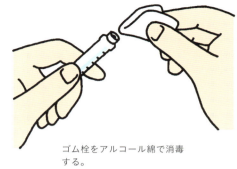

ゴム栓をアルコール綿で消毒する。

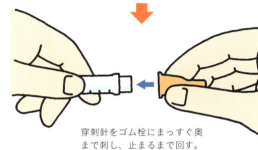

穿刺針をゴム栓にまっすぐ奥まで刺し、止まるまで回す。

4 ケースとキャップを外す

針ケースと針キャップを外す。針ケースは、あとで使用するので捨てないこと。針キャップは針捨て容器に廃棄する。

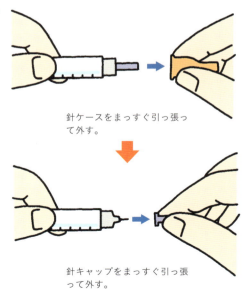

針ケースをまっすぐ引っ張って外す。

針キャップをまっすぐ引っ張って外す。

注射・輸液ケア　インスリン注射

5 空打ちする

「2単位」に設定し、針先を上に向けて空打ちする。

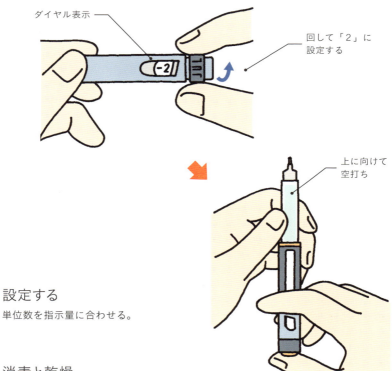

6 設定する

単位数を指示量に合わせる。

7 消毒と乾燥

穿刺部位をアルコール綿で消毒し、自然乾燥させる。

> **もっと知りたい！**
>
> **穿刺部位は、腹部や上腕など、皮下組織が5mm以上ある部位で、前回の穿刺部位から2～3cm離し、同一部位の穿刺を避けます。**同一部位の穿刺を繰り返すと、硬結等の原因になります。

8 針を刺す

皮膚をつまみ、皮膚面に対して垂直に、根元まで刺す。刺す時は注入ボタンに指が触れないようにすること。

9 ボタンを押したまま、6秒待つ

「カチッ」と音がするまで注入ボタンを真上から押し、そのまま6秒待つ。

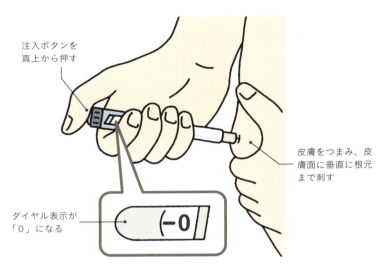

10 穿刺針を抜く

注入ボタンを押したまま穿刺針を抜き、アルコール綿で軽く押さえる。

11 患者へ説明

穿刺部位をもまないように患者に説明する。

12 穿刺針の事後処理

穿刺針に針ケースをまっすぐに付け、針ケースごと回して穿刺針を外し、針捨て容器に廃棄する。
穿刺針に針ケースを付ける時は、片手で針ケースをすくい上げるなど、針刺し事故を防止すること。

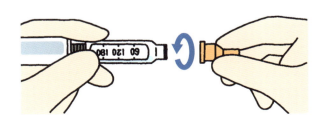

注射・輸液ケアのいまむかし

血管確保時の留置針には安全機構が付いている

血管確保に使用する留置針には、物理的に針刺し事故が起こらないように安全機構が付いています。

むかし はこうだった！

留置針は外筒と内針の二重構造で、軟らかいカテーテル（外筒）の中に金属針（内針）が入っており、静脈内に入った時点で内針を抜く仕組みですが、むかしは安全機構が不十分だったため、その内針を抜く時や留置針を捨てる時に、針刺し事故が起こっていました。

● 安全機構が不十分だった

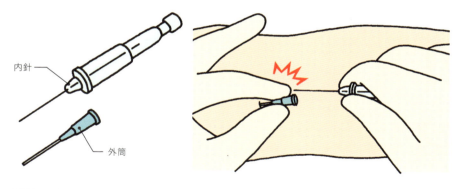

▲静脈用の留置針。　　　▲留置針を用いた点滴静脈注射で針刺し事故も。

むかし の問題点

- 静脈注射は医師または歯科医師にしかできない診療行為だった
- 針刺し事故防止のための安全機構が不十分で、内針を抜く時や留置針を捨てる時に、針刺し事故が起こっていた

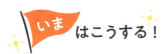
はこうする！

血管確保時の留置針は、物理的に針刺し事故を防止する「フェール・セーフ機能」が備わっている針が一般的です。留置針の二重構造はむかしもいまも変わりませんが、針刺し事故防止のための安全機構が付くようになりました。**ボタンを押すとバネで内針が収納されるタイプ**や、**外筒から出ると自動で内針にカバーするタイプ**などがあります。また、**固定を安定させるために翼がついたタイプ**や、内針抜去時の血液漏れを防ぐ止血弁付きも一般的になってきています。そのほか、ラテックスフリーやDEHPフリーなどアナフィラキシー対策も施され、留置針も進化しています。

● 安全機構が付いた

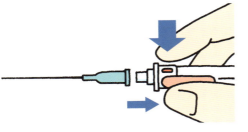

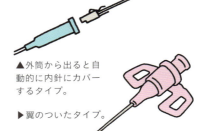
▲外筒から出ると自動的に内針にカバーするタイプ。

▶翼のついたタイプ。

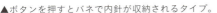

▲ボタンを押すとバネで内針が収納されるタイプ。

注射・輸液ケア　血管確保

📎 知っておこう！

静脈注射の位置付け

静脈注射の実施は、医師または歯科医師しかできない診療行為でした。ところが、看護師などが血管確保している実態も多く、看護師教育水準の向上や医療用器材の進歩などから、2002年9月に「医師または歯科医師の指示の下に看護師等の静脈注射は、診療の補助行為の範疇として取り扱うものとする」と、厚生労働省医政局より通知されました。これに伴い、研修の実施と、施設内基準や看護手順の作成・見直し等が義務付けられるとともに、合法的に看護師が血管確保を行えるようになりました。

ここが変わった！

- 施設内基準や看護手順の作成・見直し等が義務付けられ、合法的に看護師が血管確保を行えるようになった
- 針刺し事故防止の安全機構が付くようになった

現在の手順 血管確保の仕方

1 6Rで確認する
指示書と注射薬を6R（→P.118）で確認する。
バーコードリーダーで照合する施設が多い。

2 シーツを敷く
穿刺部の腕の下にディスポーザブルシーツを敷く。

3 血管を確認
穿刺する血管を確認する。穿刺部位は、肘正中皮静脈、橈側皮静脈、尺側皮静脈
が一般的。正中は肘を屈曲できなくなるため避ける。

4 駆血帯を巻く
駆血帯は、穿刺部位よりも10cm程度中枢側に巻く。

5 手を握ってもらう
患者に、母指を中にして手を握ってもらう。

6 消毒し、自然乾燥
消毒用アルコール綿で中心から外側へ円を描くように消毒し、自然乾燥させる。

7 留置針を持つ
留置針のキャップを外し、
刃先面が上になるように持つ。

8 血管を固定する
穿刺部より末梢側の皮膚を軽く引っ張り、血管を固定する。

9 ゆっくり穿刺する

針を15〜20度の角度でゆっくり穿刺する。
穿刺したい血管の10mm程度手前から穿刺する。

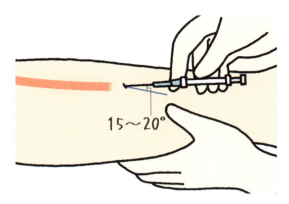

10 痛みなどの有無を確認

患者に痛みやしびれがないかを確認する。
しびれを訴えた場合は、速やかに抜針する。

11 逆血の確認と留置針の挿入

逆血が確認できたら、留置針を2〜3mm挿入した後、内針を動かさずに、外筒を血管内に進める。

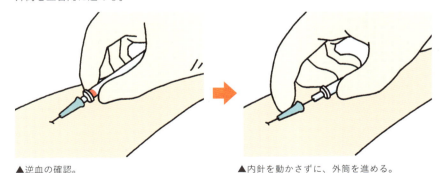

▲逆血の確認。　　　　　　　　　　　▲内針を動かさずに、外筒を進める。

12 外筒挿入後、駆血帯を外す

外筒の挿入ができたら手を緩めてもらい、駆血帯を外す。

13 静脈と外筒を指で押さえる
刺入部から3〜5cm中枢側の静脈と外筒を指で押さえる。

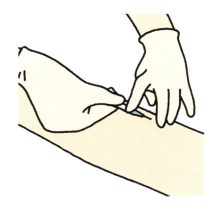

14 内針を抜く
安全装置を作動させ、内針を抜き、そのまま針捨て容器に廃棄する。

15 滴下を始める
外筒に点滴を接続し、滴下を確認する。

> **もっと知りたい！**
>
> **点滴ラインの接続**
> 点滴ラインの接続には、**ルアーロック型（Luer-Lock）**と**フリクション型（Friction）**があります。フリクション型は差し込むだけなので、接続部外れのインシデントが多く報告されています。ルアーロック型は、ネジをひねって固定するため、接続部外れ防止には望ましいですが、ロック部が皮膚に接触し潰瘍形成することがあるため、ロック部の下に皮膚保護剤を貼付して予防することが多いです。
>
>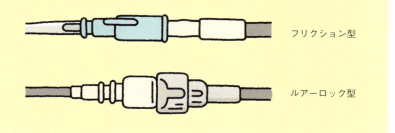
>
> フリクション型
> ルアーロック型

16 ドレッシング材で固定

固定用ドレッシング材で固定する。

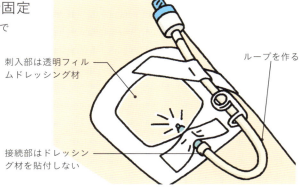

刺入部は透明フィルムドレッシング材

ループを作る

接続部はドレッシング材を貼付しない

17 点滴を調整

点滴の速度を調整します。点滴の滴下数の合わせ方は、下記の概算表を参照にするとよい。

滴下速度 (mL/h)	20	40	60	80	100	120	150
成人用 (1mL≒20滴)	9秒に1滴	9秒に2滴	3秒に1滴	9秒に4滴	9秒に5滴	3秒に2滴	4秒に3滴
小児用 (1mL≒60滴)	3秒に1滴	3秒に2滴	1秒に1滴	3秒に4滴	3秒に5滴	1秒に2滴	2秒に5滴

18 シーツを除去する

ディスポーザブルシーツを除去し、痛み、腫脹、アレルギー症状などがある時は申し出るように説明する。

もっと知りたい！

静脈可視化装置

血管が見えにくく、静脈穿刺に難渋する場面が多くあります。その時に活躍するのが、静脈を可視化する装置です。静脈可視化装置とは、**赤外光と可視光により静脈を可視化する機器**で、静脈をディスプレイに映し出すタイプや、皮膚の上に投影するタイプなどがあります。**機器を患者に直接接触させないため、清潔に穿刺できます。**

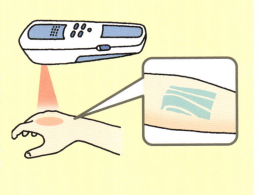

注射・輸液ケア　血管確保

注射・輸液ケアのいまむかし

輸液ポンプには急速投与防止機能が付いている

輸液ポンプの使用で、正確な薬剤投与ができるようになりましたが、操作ミスによるインシデントが起こっています。

むかし はこうだった！

輸液ポンプの導入で、正確な薬剤投与が可能になった一方、輸液ポンプの操作ミスによるインシデントが増加していました。中でも、輸液ポンプから輸液セットを取り外す際に、輸液セットのクレンメの閉じ忘れにより、輸液が急速投与される「フリーフロー」が問題でした。以前の輸液ポンプには、このフリーフローを防止する機能が付いていませんでした。

● クレンメの閉じ忘れによるフリーフロー

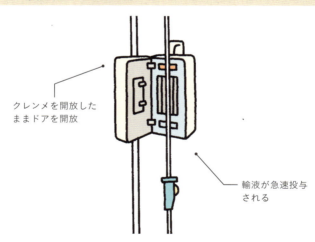

クレンメを開放したままドアを開放

輸液が急速投与される

むかし の問題点

● 輸液ポンプの設定ミスなどのインシデントが増加
● 輸液の急速投与「フリーフロー」が起こった

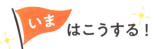
はこうする！

2003年、厚生労働省から輸液ポンプにはフリーフローを防止する**「アンチフリーフロー機能」を装備するように勧告**が出され、いまではその機能が搭載されているものが増えました。メーカーによりアンチフリーフロー機能は異なります。専用のクリップのついた点滴ラインを使用し、輸液ポンプのドアを開けると自動でクランプするものや、輸液セットのローラークランプを輸液ポンプ内にはめ込み、クランプ操作をすべて器械で行うようにしたものなどがあります。

● アンチフリーフロー機能

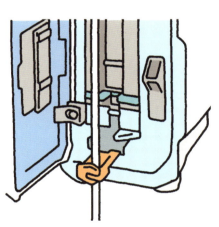

▲専用のクリップのついた点滴ラインを使用するタイプ。

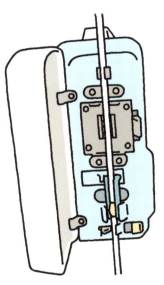

▲輸液セットのローラークランプを輸液ポンプ内にはめ込むタイプ。

注射・輸液ケア　輸液ポンプ

ここが変わった！

● アンチフリーフロー機能を装備し、物理的にフリーフローを防止できる

現在の手順 輸液ポンプ操作の仕方

1 6Rで確認する
指示書と注射薬を6R（→P.118）で確認する。

2 輸液ポンプの取り付け
輸液スタンドに輸液ポンプを取り付ける。
可能なら輸液スタンドは5本脚を選び、
高さ調節部より下に取り付けるほうが安定する。

3 動作の確認
輸液ポンプのドアを開けた状態で、【電源】ボタンを押して、
フィンガー部が動くことを確認する。

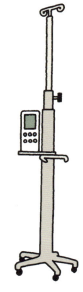

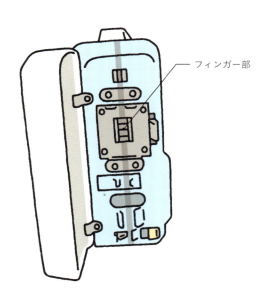

フィンガー部

4 チューブをはめる
輸液チューブを輸液ポンプの溝に沿ってはめ込む。

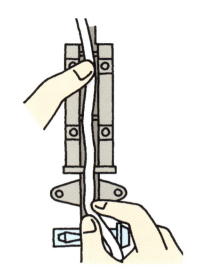

5 ドアを閉じてロック
ドアを閉じ、ドアロックレバーでロックする。

6 量の設定
【予定量】と【流量】を設定する。
予定量と流量の設定間違いの
インシデントが多いため、注意する。

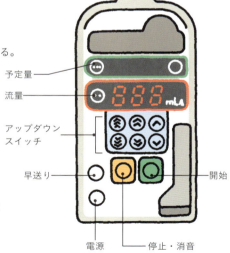

予定量
流量
アップダウンスイッチ
早送り
電源
開始
停止・消音

7 クレンメを全開
輸液セットのローラークレンメを全開にする。
輸液セットのローラークランプを輸液ポンプ内にはめ込むタイプはこの操作がない。

8 輸液の開始
【開始】ボタンを押して、輸液を開始する。

注射・輸液ケア　輸液ポンプ

経腸栄養のいまむかし

経腸栄養製剤の接続コネクタの形状が変わった

経腸栄養剤の誤った接続による事故が増えていましたが、接続コネクタが変更され、その後改善されてきています。

むかし はこうだった！

経腸栄養用のカテーテルや接続チューブ、シリンジなどの接続は、静脈ラインとの誤接続を防止するため、広口タイプのカテーテルチップ型が使用されていました。接続部の色は黄色で、輸液ラインと識別できるようになっていました。

● 従来の接続部分

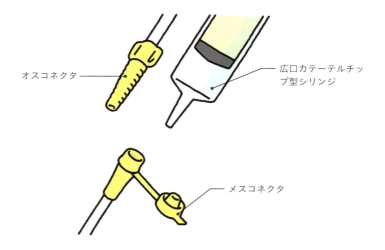

むかし の問題点

- しっかり接続していないと、液体の漏れやチューブ外れが生じていた
- ほかの医療用チューブやコネクタとの誤接続があった

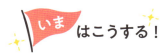

いま はこうする！

世界で経腸栄養の誤接続による事故が増加しているとの報告から、誤接続の事故防止のために、接続コネクタが変更されました。この新コネクタは、静脈注射や点滴などのコネクタとオスメスが逆方向であり、**カテーテル側がオス型、注入側がメス型**となっています。また、接続部はロック機能が付いており、接続が外れにくくなりました。接続部の色は紫が主流です。

● 接続部にロックが付き、国際規格になった

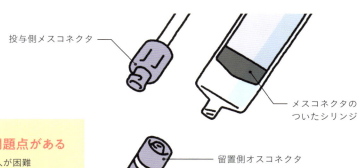

投与側メスコネクタ

メスコネクタのついたシリンジ

留置側オスコネクタ

知っておこう！

新規格には問題点がある
- □ 薬剤の微量混入が困難
- □ ミキサー食が吸いにくい
- □ 接続部が汚染しやすい

という3つの問題がある。

ここが変わった！

- ● 接続部にロックが付き、外れにくくなった
- ● ほかの医療チューブコネクタと接続できなくなった
- ● 薬剤の微量注入時などは、微量注入用シリンジを使用または専用の採液ノズルを使用する

▲専用の採液ノズル

経腸栄養　経腸栄養

現在の手順 投与の仕方

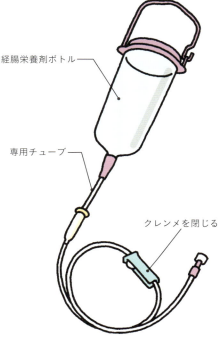

経腸栄養剤ボトル
専用チューブ
クレンメを閉じる

1 指示の確認
経腸栄養剤の指示と栄養剤が合っているか、確認する。

2 チューブにつなげる
経腸栄養剤ボトルに専用チューブをつなげ、クレンメを閉じる。経腸栄養剤ボトルと専用チューブが一体化されたタイプもある。

3 プライミングをする
経腸栄養剤ボトルに経腸栄養剤を入れ、専用チューブの先端に空気を残すようにプライミングする。

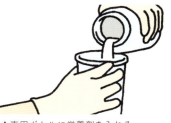

▲専用ボトルに栄養剤を入れる。

コネクタの汚染を避けるため、専用チューブの先端に空気を残す。

もっと知りたい！

最近は、滅菌された経腸栄養のパック製剤で、そのまま専用のラインに接続して投与できる製剤も普及してきています。この方法は**クローズドシステム**と呼ばれ、細菌汚染を最小限にすることができます。

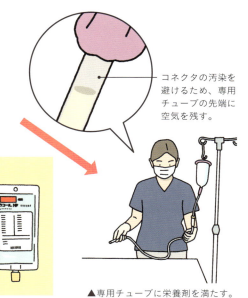

▲専用チューブに栄養剤を満たす。

4 位置を確認
胃管が正しい位置にあるか確認する。

> **もっと知りたい！**
>
> 施設によってやり方は異なりますが、空気を注入して**胃泡音を聴診器で確認するだけでは不十分**になりました。**pH試験紙で酸性を確認する**など、複数の確認方法を実施するようになってきています。

5 コネクタを接続
患者の胃管を上側にして、下側からチューブコネクタを接続する。

> **もっと知りたい！**
>
> 接続部の汚染を予防するため、投与側のチューブコネクタやシリンジを下から接続します。

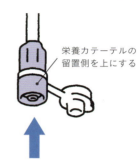

栄養カテーテルの留置側を上にする

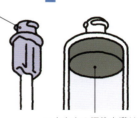

投与側は下から接続する

6 滴下を始める
一般的に、100mL／30分程度に合わせる。
1mL≒20滴であれば、3秒で4滴程度にする。

コネクタの汚染を避けるため、シリンジの場合も先端に空気を残しておく

7 投与後の観察
投与中に気分不快や嘔気などが出現したら、知らせるように説明する。

終了後の手順

1. 専用チューブのクレンメを閉じ、胃管から外す。
2. 薬剤投与がある場合は、採液ノズルを付けて吸い上げ、注入する。（微量薬剤の場合は、微量注入用シリンジを使用し注入する）
3. 微温湯20mL程度を胃管に注入し、クランプする。
4. 栄養チューブを束ね、衣服に取り付ける。

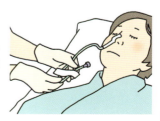

経腸栄養　経腸栄養

経腸栄養のいまむかし

内服薬は粉砕から温湯で溶かすようになった

錠剤の内服が困難な患者には、口腔で速やかに溶ける口腔内崩壊錠（OD錠）で内服する、または錠剤を温湯で溶かす方法に変わってきています。

むかし はこうだった！

経管栄養チューブから内服薬を投与する場合や、錠剤の形状では内服できない患者の場合、乳鉢と乳棒を使って錠剤を粉砕していました。しかし、粉砕が不十分、粉砕しても水に溶けないなどの理由で、チューブ閉塞を生じることもありました。また、光や吸湿に対して安定性が悪い薬剤であったり、粉砕する際に乳鉢などに薬剤が残ることによって薬剤量が損失したりと、薬効の減少も指摘されていました。そのほか、薬剤曝露や煩雑な業務など、問題は多々ありました。

従来は錠剤を粉砕

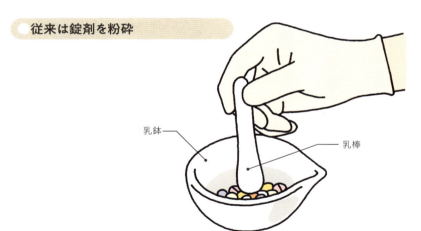

乳鉢　乳棒

むかし の問題点

- 錠剤を粉砕していた。粉砕した薬剤がチューブ閉塞をすることもあった
- 粉砕しても水に溶けなかった
- 乳鉢などに薬剤が残ることによる薬剤量の損失や薬効が減少した

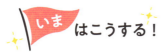 **はこうする！**

現在は、錠剤を粉砕せずに温湯に懸濁させて投与する**簡易懸濁法**が主流です。この方法は、**粉砕による薬剤量の損失がなく**、カプセル剤をカプセルから出したり、錠剤を乳鉢で粉砕したりといった**調剤の手間も減少**しました。また、投与する直前まで薬剤の確認ができます。さらに、内服薬が中止・変更になった場合も対応しやすいというメリットもあります。

● 温湯に溶かす

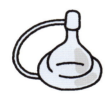
▶錠剤を粉砕せず、温湯に混濁させる簡易懸濁法が周流に。

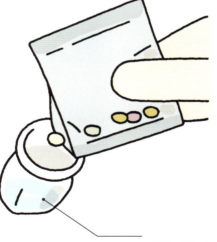
温湯に溶かす

 ここが変わった！

- 粉砕せずに投与できる
- 調合の手間が解消
- 温湯に懸濁させるため、薬剤量の損失がない

経腸栄養　簡易懸濁法

現在の手順 簡易懸濁法の仕方①

> **ENシリンジで懸濁する場合**

1 簡易懸濁できる薬剤か確認

簡易懸濁できる薬剤か、栄養チューブを通過する薬剤か、
複数剤ある場合はまとめて懸濁していい薬剤か、わからない場合は薬剤部に確認する。

> **もっと知りたい！**
>
> この薬には注意しましょう。
> - 腸溶剤（バイアスピリン錠など）、徐放性製剤（ニフェジピンCR錠など）、曝露リスクの高い薬剤（内服抗癌剤など）は簡易懸濁に適さない。
> - ビタミン製剤、ニューキノロン系抗菌薬、ニフェジピン製剤のような光に不安定な薬剤は、遮光ボトルなどで懸濁する必要がある。
> - 酸化マグネシウム製剤は、セフェム系抗菌薬と同時懸濁すると、抗菌薬が経時的に分解される。
> - 鉄剤は、ニューキノロン系抗菌薬、セフェム系抗菌薬、テトラサイクリン系抗菌薬、パーキンソニズム治療薬、末梢COMT阻害薬などと同時懸濁すると、吸収阻害されるため、別々に懸濁し、投与時間を空ける。

2 与薬原則 6つのR

指示書と内服薬を、与薬原則の6Rで確認する。

> **もっと知りたい！**
>
> 薬剤の準備時・投与直前には、以下の**6つのR**を確認するとよい。
> 　①正しい患者（Right Patient）
> 　②正しい薬剤（Right Drug）
> 　③正しい目的（Right Purpose）
> 　④正しい用量（Right Dose）
> 　⑤正しい用法（Right Route）
> 　⑥正しい時間（Right Time）

3 内服薬を入れる

経管栄養用の注射器に、内筒を外して
内服薬を入れ、内筒を戻す。

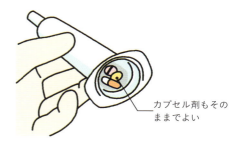

カプセル剤もそのままでよい

4 温湯を吸い取る

55℃の温湯を20〜30mL程度、注射器に吸い取り、キャップする。

※55℃の温湯を作るには、
　沸騰したお湯：水＝2:1にする。

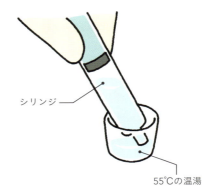

シリンジ

55℃の温湯

5 数分、放置する

5〜10分放置する。10分以上は放置しない。

6 栄養チューブを洗い流す

栄養チューブ内に白湯（または水）を20mL程度注入し、栄養剤を洗い流す。

7 振りながら混ぜる

注射器を180度転倒させ、振り混ぜる。

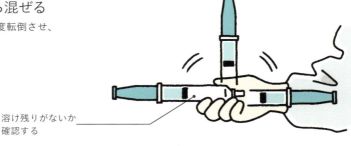

溶け残りがないか確認する

8 薬剤を注入

すみやかに簡易懸濁した薬剤を注入した後、栄養チューブ内に白湯（または水）を20mL程度注入する。

9 栄養チューブをクランプする

栄養チューブをクランプする。

経腸栄養　簡易懸濁法

現在の手順 簡易懸濁法の仕方②

懸濁ボトルで懸濁する場合

1 簡易懸濁できる薬剤か確認
簡易懸濁できる薬剤か、栄養チューブを通過する薬剤か、
複数剤ある場合はまとめて懸濁していい薬剤か、わからない場合は薬剤部に確認する。

2 与薬原則 6つのR
指示書と内服薬を、与薬原則の6Rで確認する。

> **もっと知りたい！**
> 薬剤の準備時・投与直前には、以下の**6つのR**を確認しましょう。
> ①正しい患者（Right Patient）
> ②正しい薬剤（Right Drug）
> ③正しい目的（Right Purpose）
> ④正しい用量（Right Dose）
> ⑤正しい用法（Right Route）
> ⑥正しい時間（Right Time）

3 内服薬を入れる
懸濁ボトルに内服薬を入れる。

4 温湯を入れ、よく振る
懸濁ボトルに55℃の温湯を20～30mL程度入れ、
蓋をしてよく振る。
※55℃の温湯を作るには、沸騰したお湯：水＝2:1にする。

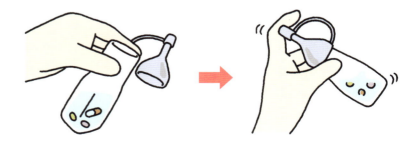

5 数分、放置する
5〜10分放置します。
10分以上は放置しない。

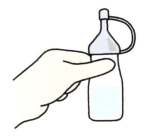

6 栄養チューブを洗い流す
栄養チューブ内に白湯（または水）を20mL程度注入し、栄養剤を洗い流す。

7 薬剤を注入
懸濁ボトルを再度よく振り、栄養チューブに接続し、薬剤を注入する。

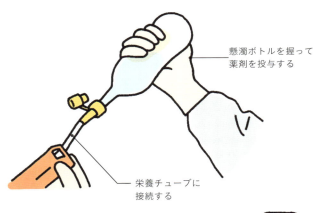

懸濁ボトルを握って薬剤を投与する

栄養チューブに接続する

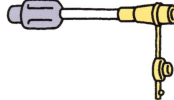

8 栄養チューブを洗い流す
懸濁ボトルに白湯（または水）を20mL程度入れ、洗い流す。

※懸濁ボトルが国際規格の誤接続防止コネクタタイプでなければ、EN変換コネクタを接続する。

9 栄養チューブをクランプする
栄養チューブをクランプする。

経腸栄養　簡易懸濁法

121

経腸栄養のいまむかし

胃ろうは経腸栄養療法の一つとして日常化している

胃ろう（PEG※）とは、腹部に小さな穴を開けて胃にチューブを挿入し、栄養剤を注入する方法です。経口摂取が困難な患者の栄養療法です。

※PEG（ペグ）＝ Percutaneous Endoscopic Gastrostomy：経皮内視鏡的胃ろう造設術

むかし はこうだった！

むかしは、経口摂取が困難になると、カテーテルを挿入する経鼻胃管栄養が一般的でした。経鼻胃管は、咽頭刺激や、2週間ごとのカテーテル交換による苦痛を伴います。また、気管への誤挿入や食道トラブルといったリスクもあります。これらを解消する胃ろうは、以前は全身麻酔下で行われることが多く、技術的にも限界があり、ほとんど行われませんでした。一方、栄養療法としては、経静脈栄養輸液もあり、中心静脈からの完全静脈栄養（TPN：total parenteral nutrition）が開発されてからは、経静脈栄養と経鼻胃管による経腸栄養が、日本では長期にわたって行われていました。

●経鼻胃管栄養が一般的だった

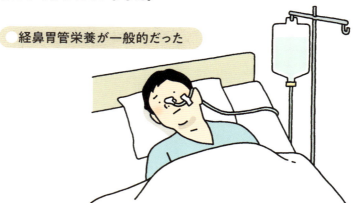

むかし の問題点

- 鼻腔からカテーテルを挿入する経鼻栄養が一般的だった
- 経鼻栄養時は、カテーテル交換による苦痛を伴った
- PEGはほとんど行われていなかった

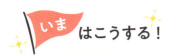
はこうする！

現在は、**内視鏡を用いた非開腹手術によって、胃ろう造設が安全で簡単に行われるように**なり、一般的で日常的な栄養療法の一つになってきました。胃ろうは経鼻胃管より抜けにくく、胃ろうカテーテルを保護することなく入浴が可能です。また、服を着ていると外見から胃ろうだとわからず、患者のQOLが向上しています。さらに、胃ろうは患者や家族でも在宅で管理できるため、老人介護施設や在宅でも広く利用されています。これにより、経口摂取ができない患者の入所条件になったり、在宅でのケアも柔軟に対応できるようになったりしています。

● PEGは経口摂取が困難な患者の安全な栄養療法に

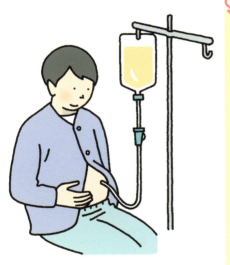

> 知っておこう！
>
> **胃ろうカテーテルの種類**
>
> 胃ろうカテーテルは、胃内固定板と体外固定板で留められています。胃内固定板には「バルーン（風船）型」と「バンパー型」の2種類があり、体外固定板は「ボタン型」と「チューブ型」の2種類があります。

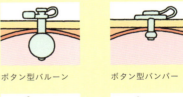

ボタン型バルーン　　　ボタン型バンパー

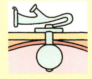
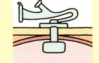

チューブ型バルーン　　チューブ型バンパー

経腸栄養　胃ろう管理

ここが変わった！

- 経口摂取が困難な患者の栄養療法として、PEGが一般的になった
- PEGによりQOLが向上している
- 施設や在宅でも使用されている

123

現在の手順 胃ろうからの経腸栄養の仕方

1 栄養剤の準備
経腸栄養剤を準備する。

2 患者の体位を調整する
体位を座位または半座位にする。
誤嚥防止のため、臥床（がしょう）したまま注入はしないこと。

3 漏れがないか確認
胃ろうチューブまたは胃ろうボタンと皮膚の接触部から、滲出液や胃液などの漏れがないか確認する。

4 抜けないか確認
バルーン型の場合、胃ろうカテーテルを軽く引っ張り、抜けないか確認する。固定水が蒸発しやすく、また破損している場合があるので注意すること。

5 位置のずれを確認
チューブ型の場合、目盛りなどで位置がずれていないか確認する。

6 付属コネクタの接続
ボタン型の場合、付属のコネクタを接続し、ロックする。

7 胃内のガスを脱気
胃内のガスを脱気する。チューブ型の場合は、蓋を開ければ脱気できる。ボタン型の場合は、逆流防止弁がついているため、シリンジを接続して脱気する。

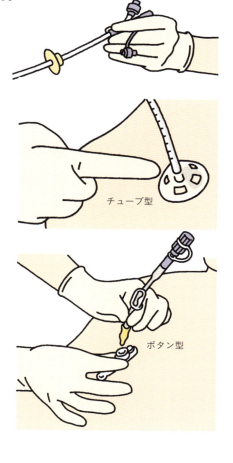

チューブ型

ボタン型

8 微温湯を注入し、詰まりを確認
シリンジで10mL程度の微温湯を注入し、カテーテル内が詰まっていないことを確認する。

9 栄養剤を接続
経腸栄養剤を胃ろうに接続する。

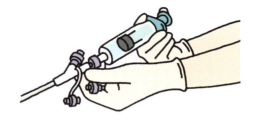

10 栄養剤を注入
経腸栄養剤を注入する。

11 微温湯などを注入
経腸栄養が終了したら、10mL程度の微温湯を注入する。
内服薬がある場合は注入する。

12 キャップを閉める
胃ろうのキャップを閉める。

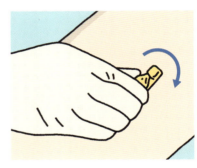

13 胃ろうを回転
胃ろうを左右いずれかに360度回転させる。胃ろうの埋没を防ぐため、1日1回以上回転させることが推奨されている。

経腸栄養　胃ろう管理

知っておこう！

胃ろう管理のポイント
- ろう孔の周囲は、こまめに微温湯で清拭し、入浴やシャワーで清潔に保つ。
- バルーン型の場合、1週間に1度はバルーン内の水をすべて抜き、新しい滅菌蒸留水に入れ替える。水を抜く際は外部ストッパーを押さえて誤抜去を予防する。注入する際は、ゆっくりと注入し、表示された注入量以上を入れない。
- チューブ型の場合、外のチューブが短くなっていないか確認する。

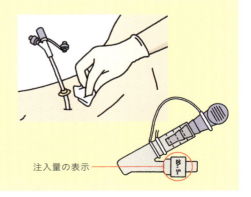

注入量の表示

清潔・排泄ケアのいまむかし

清拭のタオルはディスポーザブルタオルになった

ベッド上での全身清拭で使うタオルは、リユースから
ディスポーザブルタオルへ変わってきています。

むかし はこうだった！

むかしは、熱めのお湯を張った洗面器をベッドサイドに持参し、リユースタオルを湯に浸して絞って清拭していました。多くは、体幹用、顔面用、陰部用とタオルを分けて使用し、終了後は専門業者が回収し、洗濯されたタオルが再び納品されるというサイクルで行われていました。しかし、濡れた状態で納品されるため菌の繁殖による臭いが発生したり、汚れが残っていたりすることもありました。

● **従来の清拭の様子**

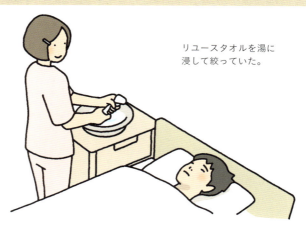

リユースタオルを湯に
浸して絞っていた。

むかし の問題点

- タオルを湯に浸し、絞って使う必要があった
- 濡れた状態で納品されるので、菌の繁殖による臭いが発生した
- 汚れが残っていることがあった

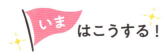
はこうする！

現在は、感染管理や患者の快適性向上のために、**使い捨てのウェットタオルの使用が主流**です。ウェットタオルを加温庫に入れて温めておき、使用する際、5～6本をバスタオルなどに包んで冷めないように持っていきます。また、陰部には、**汚れを除去しつつ保湿もできる陰部清拭専用タオル**の使用が増えています。これにより、陰部洗浄の機会が減っています。

●使い捨てタイプが主流に

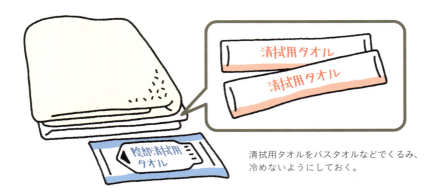

清拭用タオルをバスタオルなどでくるみ、冷めないようにしておく。

清潔・排泄ケア　清拭

 知っておこう！

IAD（失禁関連皮膚炎）

おむつを装着している患者の問題として、IAD（失禁関連皮膚炎）があります。IADは、排泄物の付着やおむつの多湿環境による皮膚刺激に加え、陰部洗浄による石鹸刺激や拭き取りの摩擦により、発生・増悪していました。現在は、保湿を中心とした皮膚のバリア機能を破綻させないケアが主流です。

ここが変わった！

- 使用時は開封するだけ
- 使い捨てのため、衛生的で安全
- 常に新しい状態のものを使用できる

現在の手順 臥床患者の清拭の仕方

1 顔面の清拭をする
眼脂などが乾燥している場合、
微温湯を浸したコットンなどで浸軟させてから拭く。

2 患者の寝衣を脱がせる
両肩の寝衣を外してから脱衣させる。
寝衣は、健側または点滴のない側から
脱がせるのがコツ。

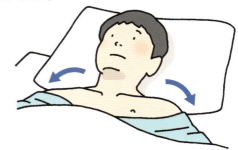

3 温かいタオルに交換しながら清拭する
上肢、胸腹部、下肢の順に清拭する。
この時、タオルが冷める前に温かいタオルに交換しながら行う。
※末梢から中枢へ拭く手順にはエビデンスがない。

4 陰部の清拭をする
陰部清拭用タオルを用いて、陰部を清拭する。大腸菌などによる尿路感染を防ぐため、
会陰から肛門に向かって拭く。

もっと知りたい！

●女性の場合
会陰から肛門へ向かって清拭します。

●男性の場合
外尿道口から亀頭、陰茎の順に清拭します。

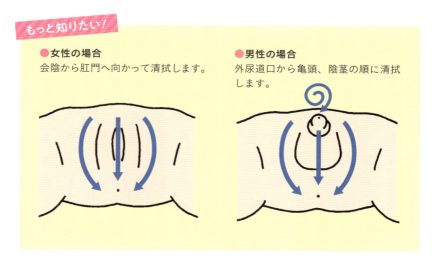

●**膀胱留置カテーテルが挿入されている場合**
挿入部から遠位に向かって清拭します。

●**女性の場合**

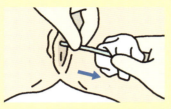

カテーテル挿入部から遠位に向かって清拭する。

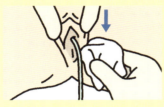

外尿道口から陰唇部を肛門に向かって清拭する。

●**男性の場合**

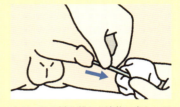

カテーテル挿入部から遠位に向かって清拭する。

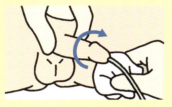

外尿道口から亀頭部、陰茎、陰嚢の順に清拭する。

5 背部の清拭をする
側臥位にしておむつを除き、新しいおむつを入れる。
汚れた寝衣は、汚染面を中に丸めながら、背中の下に入れ込む。

6 寝衣を着せる
新しい寝衣の袖を上側の腕に通す。

7 寝衣と寝具を整える
着せた寝衣と寝具をチェックし、整える。

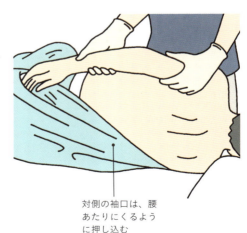

対側の袖口は、腰あたりにくるように押し込む

8 タオルの廃棄
使用したタオルはすぐに廃棄する。

清潔・排泄ケアのいまむかし

IAD予防のために、尿とりパッドを使用しなくなった

IAD（失禁関連皮膚炎）は、尿や便が皮膚に接触することで生じる皮膚障害です。発赤してからでは対応が遅れるため、早期予防的ケアが重要です。

むかし はこうだった！

以前の失禁時のケアは、おもに皮膚の清潔を保つことに重点が置かれていました。患者が失禁すると、速やかに石鹸を用いた陰部洗浄を行い、おむつ交換をすることが一般的でした。頻繁なおむつ交換はコストも手間もかかるため、尿とりパッドを重ねて使用し、排泄時は尿とりパッドのみを交換する方法も行われていました。IADが発生した際は、軟膏やパウダー塗布も行われましたが、陰部洗浄のたびに塗り直しており、皮膚の状態を悪化させていくケースも少なくありませんでした。

● インナーおむつとアウターおむつを重ねていた

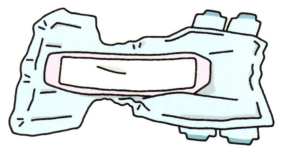

▲重ねることで陰部が蒸れ、よりIADが発生しやすくなる。

インナーおむつで吸収しきれない排泄物がアウターおむつを汚染し、結局、両方交換することも少なくなかった。

むかし の問題点

- 頻繁なおむつ交換はコストや手間がかかった
- 皮膚の状態を悪化させていくケースも少なくなかった

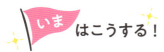
はこうする！

現在のIADケアは予防が重視されています。単に清潔を保つだけでなく、皮膚のバリア機能を維持し、保護するケアが推奨されています。IADケアは、発赤が生じた時点から始めては手遅れです。皮膚にトラブルがない時からおむつの蒸れによる皮膚の浸軟や排泄物の皮膚への付着予防が必要で、具体的には、皮膚保護オイルや撥水剤をあらかじめ塗布します。排泄時は洗浄剤による洗浄は1日1回にとどめ、その場合も皮膚刺激の少ない油性洗浄剤やセラミド含有製品などを使用します。また、おむつはもともと尿失禁用に作られているため、便は吸収しにくい構造です。そのため、便失禁の患者には便失禁専用パッドを使用することが推奨されます。

● 皮膚を保護するケアを推奨

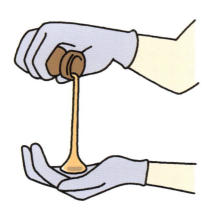
▲皮膚保護オイルや撥水剤。

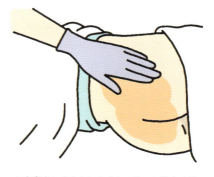
▲皮膚をこすらないように、そっと塗布する。

ここが変わった！

- 失禁患者には、皮膚保護オイルや撥水剤をあらかじめ塗布する
- 便失禁は便失禁専用パッドを使用する
- 排泄時は洗浄剤による洗浄は1日1回にする

清潔・排泄ケア　IAD

現在の手順 失禁患者のIAD予防ケア

1 陰部を観察する
陰部が見える体勢にし、発赤、びらん、潰瘍の有無など、陰部を観察する。

2 陰部の洗浄
陰部を洗浄する。頻繁な洗浄は皮脂膜が除去され、皮膚のバリア機能を損なう。洗浄剤には、抗真菌薬のミコナゾール硝酸塩を配合したものがあり、カンジダ皮膚炎を予防できる。

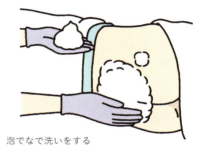

泡でなで洗いをする

洗浄時の注意点
- ☐ 洗浄剤を用いた洗浄は1回/日とする。
- ☐ 洗浄剤の泡で、こすらずになで洗いをする。

---

3 水分を除去する
皮膚刺激の少ない不織布ガーゼなどで、押さえるように水分を除去する。

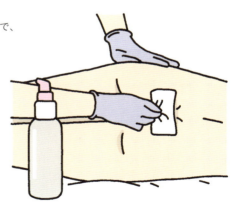

4 皮膚保護剤を塗布
皮膚保護オイルや撥水剤を塗布する。

現在の手順 IAD発生時のケア

1. IAD患部の観察
IAD部が見える体位にし、IAD部の発赤、びらん、潰瘍の程度を観察する。

2. IAD部の洗浄
下記の洗浄時の注意点を守り、IAD部を洗浄する。

> **洗浄時の注意点**
> ☐ 洗浄剤を用いた洗浄は1回／日とし、泡でなで洗いする。
> ☐ 前回塗布した軟膏が皮膚に残っていても、完全に取り除かない。
> ☐ 洗浄剤を用いない場合は、微温湯で圧をかけて排泄物を取り除き、薬剤を重ねて塗布する。

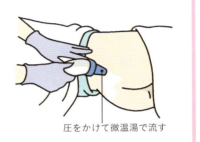

圧をかけて微温湯で流す

3. 水分の除去
皮膚刺激の少ない不織布ガーゼなどで押さえるように水分を除去する。

4. 軟膏の塗布
IAD部に軟膏を塗布する。皮膚にびらんなどが生じ、軟膏が塗布しにくい時は、パウダーをかけてから軟膏を塗布するとよい。亜鉛華軟膏はを塗布する場合は、陰部全体に2～3mm程度の厚さにたっぷり塗布すると、便をしっかり弾く。

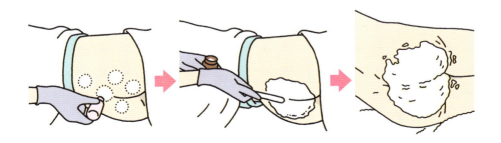

清潔・排泄ケアのいまむかし

ストーマ装具は、簡単に交換できるようになった

ストーマは、自然肛門に代わる便の排出口として腹部に造設されたものです。
ストーマ装具やスキンケアの進化で、患者のQOLが向上しています。

むかし はこうだった！

むかしはストーマが造設されても、市販のストーマ装具が存在しませんでした。昭和40年代に入り、粘着性の袋状装具が日本で販売され始めますが、かつては、ストーマ周囲の皮膚の炎症、便の漏れ、臭いなどに対するケアが不十分で、患者は不快感やストレスを抱えていました。

● ストーマ装具がなく、ケアが不十分だった

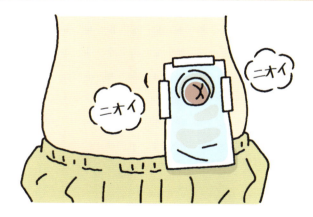

むかし の問題点

- 市販のストーマ装具が存在しなかった（粘着性の袋状装具が日本で販売され始めたのが昭和40年代）
- ストーマ周囲の皮膚の炎症、便の漏れ、臭いなどで不快感やストレスを抱えていた

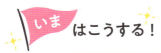
はこうする！

現在は、**ストーマの密閉性やスキンケアの進化により、漏れや皮膚トラブルの発生が大幅に減少**しました。ストーマの形状や患者の体型に合わせて装具が選択でき、患者自身で簡単に装具を交換できます。**装具の交換頻度やタイミングも、患者のライフスタイルに合わせて調整できるように**なり、患者の社会復帰が促進され、QOLが向上しています。

● 漏れや皮膚トラブルの発生が大幅に減少

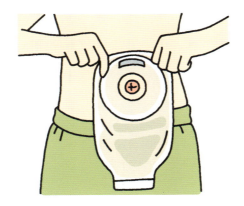

> **知っておこう！**
>
> **ストーマ装具の種類**
>
> ストーマ装具には、ワンピース型装具（袋とフランジが一体型）とツーピース型装具（袋とフランジが別々）の2種類あります。ワンピース型はシンプルで装着が簡単です。ツーピース型は、袋のみ交換ができるため排泄物の廃棄が簡単です。

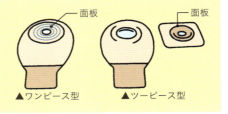

▲ワンピース型　　▲ツーピース型

💡 ここが変わった！

- ● ストーマの形状や患者の体型に合わせて装具が選択できる
- ● 漏れや皮膚トラブルの発生が大幅に減少
- ● 患者自身で簡単に装具を交換できる

現在の手順 ストーマ装具の交換の仕方

1 ビニール袋をセット
処置シーツとビニール袋をストーマ袋の下に置く。

2 面板を上から剥がす
面板を上から剥がす。
皮膚が脆弱な場合は、剥離剤を使う。

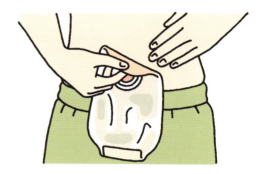

3 皮膚と面板の溶解部位を観察
面板を剥がした皮膚と、面板の溶解部位を観察する。
面板の交換時期や頻度の妥当性を判断する。

4 ストーマ周囲の皮膚を洗浄
ストーマとその周囲の皮膚を洗浄する。
洗浄しない場合は、洗い流し不要の洗浄剤などでストーマ周囲の皮膚を清拭する。

5 ストーマのサイズ測定
ストーマのサイズを測定する。
カッティングゲージにストーマと同じ大きさの穴を開け、このカッティングゲージは型紙として取っておく。

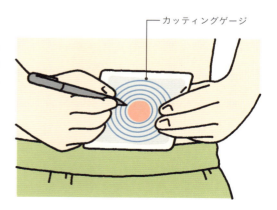

カッティングゲージ

6 面板をカットする

新しい面板の裏紙にストーマのサイズをマークする、またはカッティングゲージを合わせ、その線よりも1〜2mm大きめにカットする。

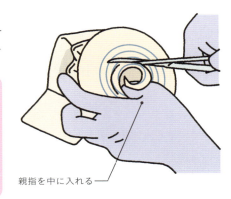

親指を中に入れる

カットする時のポイント

- ☐ カットする時は、ストーマ袋を切らないように、親指を入れてカットする。
- ☐ 裏紙を剥がす前にストーマに当て、サイズを確認する。
- ☐ ストーマ損傷予防のために、カットした面板の切り口を撫でて、滑らかにする。

7 面板を貼る

面板の裏紙を剥がし、ストーマに触れないように面板を貼る。

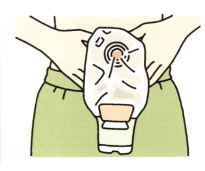

面板装着時のポイント

- ☐ ストーマ周囲の皮膚のしわを伸ばしながら貼る。
- ☐ パウチの向きは、臥床患者は横向きか斜め横向きにし、離床患者は縦向きにする。
- ☐ 面板を手で押さえ、密着させる。
- ☐ ツーピース型装具の場合は、面板を装着してから、ストーマ袋をはめ合わせる。

8 排泄口を閉じる

排泄口を閉じる。

もっと知りたい！

入浴する場合

入浴時は、ストーマ装具をつけたままでも外してもどちらでも可能です。ただし、尿路ストーマの場合は、感染予防のため装具を装着して入浴します。装具を装着したまま入浴する場合は、ガス抜きフィルターから浸水する製品があるため、付属のテープをフィルターに貼ります。その際、入浴後に剥がすのを忘れないようにしましょう。

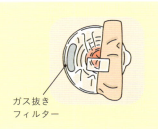

ガス抜きフィルター

清潔・排泄ケア　ストーマケア

清潔・排泄ケアのいまむかし

浜腸は、必ず左側臥位(が い)で行う

浜腸は、便秘の場合などに排便を目的として使われます。しかし、浜腸による直腸穿孔(せんこう)という事故も発生しています。

むかし はこうだった！

むかしの浜腸は、ゴム製の浜腸器が一般的で、1L以上の大量浜腸液を腸内に注入する高圧浜腸が行われていました。その際、肛門への挿入部（カテーテル）が長く、直腸穿孔などの事故が発生していました。

● 大量浜腸液を腸内に注入する高圧浜腸だった

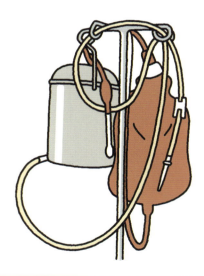

むかしの問題点

● 大量浜腸液を腸内に注入する高圧浜腸が主だったため、肛門への挿入部（カテーテル）が長く、直腸穿孔などの事故が発生していた

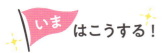

はこうする！

いまの浣腸は、**使い捨ての少量浣腸（グリセリン浣腸）が主流です**。その浣腸のカテーテル先端から5～6cmの部分に**ストッパーが付き、長く入れすぎることによる直腸穿孔を防止する工夫がされています**。しかし、依然として浣腸による直腸穿孔は発生しています。原因は立位による浣腸です。立位で浣腸すると、腹圧により直腸の屈曲が強まり、カテーテルの先端が直腸前壁に当たりやすくなるのです。したがって、必ず左側臥位で行うことと、挿入の際に抵抗を感じたら、無理に進めず少し引き戻すことが重要です。

● 使い捨ての少量浣腸（グリセリン浣腸）が主流

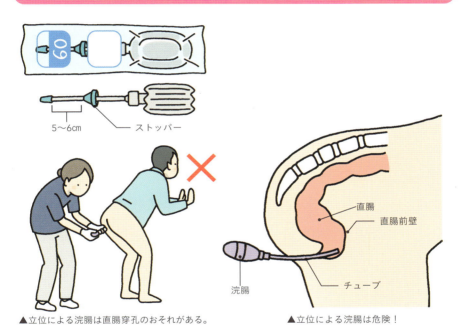

▲立位による浣腸は直腸穿孔のおそれがある。　▲立位による浣腸は危険！

ここが変わった！

- 使い捨てのグリセリン浣腸が主流に
- カテーテルの先端に直腸穿孔を防止するストッパー付き
- 浣腸は左側臥位で行う

清潔・排泄ケア　浣腸

現在の手順 グリセリン浣腸の仕方

1 浣腸液を温める
グリセリン浣腸液を体温程度（約40℃）に温めておく。温める際は、外袋から出さずに湯煎する（袋から出すと変形する可能性あり）。

2 説明と腹部の観察
患者に浣腸の目的を説明し、バイタルサイン測定と腹部の状態を観察する。

3 プライバシーの保護
カーテンを閉め、患者の寝衣を膝の下まで下げ、臀部を露出する。患者の露出部分が最小限になるよう、バスタオルなどで覆う。

4 体位の調整
左側臥位で膝を前方に軽く曲げた姿勢にする。

5 シーツや紙おむつを敷く
処置用シーツまたは紙おむつを臀部の下に敷く。

6 ストッパーの位置を確認
ストッパーの位置がカテーテル先端から5～6cmの位置にあるか確認する。

7 潤滑剤を塗る
カテーテル先端のキャップを外し、潤滑剤を塗る。キシロカインゼリーはアレルギーのリスクがあるため、避ける。

8 力を抜くように説明
患者に、口でゆっくり呼吸して力を抜くよう説明する。

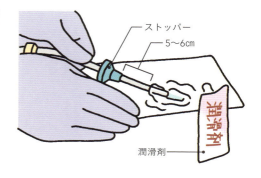

9 カテーテルを挿入

抵抗があったら、すぐに引き戻す。また、ストッパーが直腸内に入らないようにする（ストッパーの直腸遺残の事故が報告されている）。

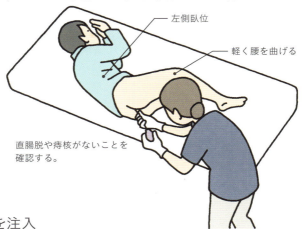

10 浣腸液を注入

60mL/15～20秒かけ、ゆっくりと浣腸液を注入する。

11 チューブを抜く

浣腸液を注入したら、トイレットペーパーで肛門を圧迫しながらゆっくりチューブを抜く。ストッパーが付いていることを確認する。

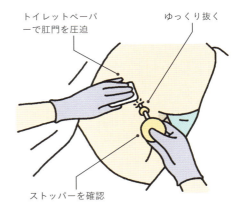

12 患者に説明する

できるだけ便意を我慢してから排泄するように説明する。

13 排泄する

歩行可能な患者はトイレまたはポータブルトイレで排泄する。歩行時の転倒に注意する。また、努責による血圧変動の可能性があるため、気分不快時はナースコールするように説明する。

14 観察する

排泄後のバイタルサイン測定をし、排便量や便性を観察する。

清潔・排泄ケアのいまむかし

膀胱留置カテーテルはキット化されている

膀胱留置カテーテルは、挿入に使用する材料がキット化され、手技の簡易化とともに感染リスクも低減しています。

むかし はこうだった！

以前は、持続的に導尿をする場合、先端にバルーンが付いたカテーテルを挿入し、その後、排尿バッグに接続する方法が一般的でした。この方法は、カテーテルの接続時に外気に接触するため、開放式システムと言われています。開放式システムでは、接続部が外気や手指に触れやすく、清潔管理が不十分になりやすいため尿路感染症のリスクが高くなります。また、また物品を1つ1つ揃える手間がかかり、準備に時間がかかりました。

● 尿路感染リスクが高かった

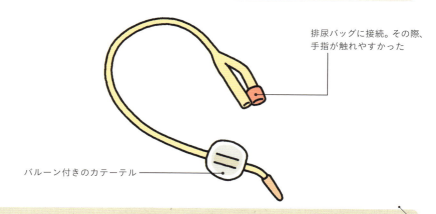

排尿バッグに接続。その際、手指が触れやすかった

バルーン付きのカテーテル

むかし の問題点

- バルーン付きカテーテルを挿入後、排尿バッグに接続する方法が一般的だったため、接続部が外気や手指に触れやすく、尿路感染リスクが高かった
- 物品を1つ1つ揃える手間がかかった

いまはこうする！

現在は、**膀胱留置カテーテルキット**が標準的に使用されています。このキットは、カテーテルと排尿バッグが密閉された状態で接続されており、手技の途中で外気や手指と接触する機会が少ないため、**閉鎖式システム**と言われています。また、挿入に使用する滅菌器具や潤滑剤もパッケージされた状態で準備されているため、**感染リスクがより抑制され、かつ業務の効率化**も図れます。しかし、カテーテル留置そのものが尿路感染のリスクが高くなり、ADL（日常生活動作）も低下するため、必要性がなくなれば、速やかに抜去しましょう。

膀胱留置カテーテルキットの中身

膀胱留置カテーテルキットは、取り出す順番通りにセットされています。

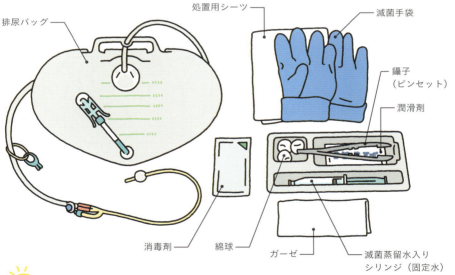

ここが変わった！

- 膀胱留置カテーテルキットが標準になった
- 閉鎖式システムにより、手技の途中で外気や手指と接触する機会が少なく、感染リスクが軽減した
- キットを使うことにより、業務の効率化が実現した

現在の手順 膀胱留置カテーテルの挿入の仕方

1 患者に同意を得る
患者に膀胱留置カテーテル挿入の目的を説明し同意を得る。

2 プライバシーの保護
カーテンを閉め、患者の下半身の寝衣を脱ぎ、陰部を露出する。
患者の露出部分が最小限になるよう、バスタオルなどで覆う。

3 患者の体位を整える
仰臥位(ぎょうがい)で両足を広げる。女性は可能なら両膝を立て、外転・外旋位にする。

4 キットを開封する
内側に触れないようにキットを開き、ワゴンなどの上で開封する。

5 処置用シーツを敷く
処置用シーツを取り出し、患者の臀部に敷く。キットの中身に触れないように、上からつまんで取り出す。取り出した後は不潔操作で行う。

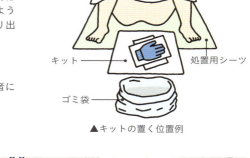

▲キットの置く位置例

6 キットを足元へ
キットを患者の足元へ移動し、患者に足を動かさないように説明する。

7 手袋を装着
滅菌手袋を装着する。

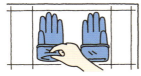

①手袋の折り返し部分（不潔部）を持ち、隙間を開ける。

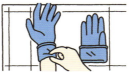

②折り返し部分を持ったまま、開けた隙間に手を入れて装着する。

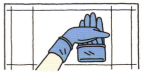

③手袋を着けた指をもう一方の折り返し部分の内側（滅菌部）に入れる。

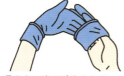

④もう一方の手を入れる。

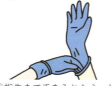

⑤指先まで手を入れたら、折り返し部分を下まで伸ばす。

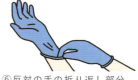

⑥反対の手の折り返し部分（滅菌部）に指を入れ、下まで伸ばす。

8 消毒と潤滑剤の準備
綿球を消毒剤に浸し、トレイ内に潤滑剤を出しておく。
排尿バッグの排液口がクランプされているか確認する。

9 バルーンの確認
固定水を注入し、バルーンが膨らむか確認する。
バルーンが膨らまない、固定水が漏れるなどがあればキットを交換する。
破損がなければ、シリンジは接続したまま固定水はすべて抜く。

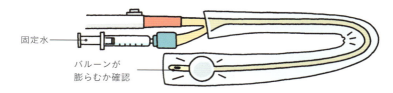

固定水
バルーンが膨らむか確認

女性の場合

10 外尿道口を露出
利き手と反対の親指と人差し指で陰唇を広げ、外尿道口を露出する。

11 外尿道口の消毒
外尿道口を、左右（①②）、中央（③）の順に、上から下に向けて、綿球で消毒する。1回ごとに綿球を交換して消毒すること。

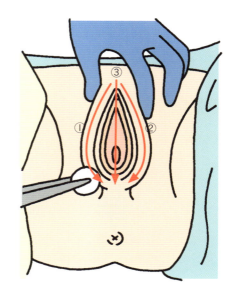

12 潤滑剤を塗布
陰唇を開いている手は離さずに、カテーテル先端5cm程度に潤滑剤を塗布する。

13 力を抜くよう説明
患者に、口でゆっくり呼吸して力を抜くように説明する。

14 カテーテルの挿入
4～5cmカテーテルを挿入し、尿の流出が確認できたら、さらに2～3cm進める。

15 カテーテルが抜けないか確認
固定水は、抵抗がないか確認しながら10mLすべて注入した後、カテーテルを軽く引いて抜けないか確認する。

16 陰部清拭
陰部の消毒剤や潤滑剤を拭き取る。

17 カテーテルの固定
左右の大腿前面にテープなどで固定する。

カテーテルを包むようにΩ留めにする

18 排尿バッグの固定
排尿バッグは、膀胱より低い位置で、排液口が床につかないように固定する。

足を動かした時に引っ張られないように余裕を持たせて固定する

男性の場合

10 外尿道口を露出
利き手と反対の手で陰茎をつかんで包皮を下げ、外尿道口を露出する。

11 外尿道口の消毒
外尿道口を中心に外側に向け、円を描くように2～3周消毒する。綿球を交換し、同様の手技で3回消毒する。

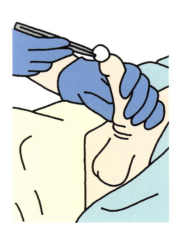

12 潤滑剤を塗布
陰茎をつかんでいる手は離さずに、カテーテル先端6〜7cm程度に潤滑剤を塗布する。

13 力を抜くよう説明
患者に、口でゆっくり呼吸して力を抜くように説明する。

14 カテーテルの挿入
陰茎を90度（垂直）にして引き上げるようにカテーテルを挿入する。15cm程度挿入し、抵抗があれば60度の角度でさらに5cm挿入する。尿の流出が確認できたら、さらに2〜3cm進める。

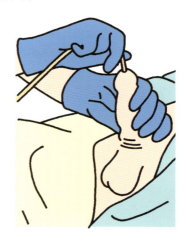

15 カテーテルが抜けないか確認
固定水は、抵抗がないか確認しながら10mLすべて注入した後、カテーテルを軽く引いて抜けないか確認する。

16 陰部清拭
陰部の消毒剤や潤滑剤を拭き取る。

17 カテーテルの固定
下腹部にテープなどで固定する。

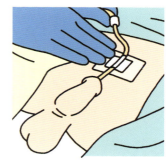

18 排尿バッグの固定
排尿バッグは、膀胱より低い位置で、排液口が床につかないように固定する。

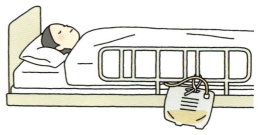

創傷ケアのいまむかし

術後48時間は
ドレッシング材を交換しない

手術創のように感染のない急性創傷は、正常な治癒機転が働き、
通常2〜3週間で治癒します。創傷処置は治癒過程を妨げずに行うのが基本です。

むかし はこうだった！

昔は、手術後の創傷は手術の翌日から創の消毒を行い、ガーゼで保護するのが一般的でした。創傷の状態にかかわらず、感染や汚染のリスクを最小限に抑えるためと考えられていたため、消毒がルーティン化されていました。たとえ感染や汚染がない場合でも、毎日のように消毒を行い、抜糸までは毎日ガーゼ交換をして保護していました。

● 創傷の状態にかかわらず、毎日のように消毒していた

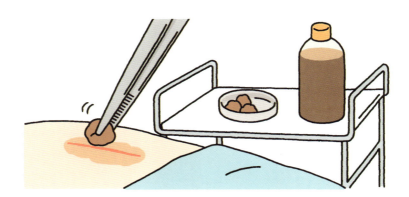

むかし の問題点

- 術後翌日から消毒がルーティン化されており、毎日のように行われていたため、かえって治癒を遅らせる原因になっていた

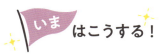 **はこうする！**

現在では、創傷管理における考え方が大きく変わり、**感染や汚染がない限り、術後48時間以内にドレッシング材を交換しないことを推奨**しています。創傷が清潔である限り、消毒や頻繁なドレッシング交換は、かえって治癒を遅らせる可能性があることがわかってきました。とくに、これまで使用されてきたポビドンヨード消毒剤にはヨウ素が含まれており、**ヨウ素は組織毒性がある**ことが報告されてからは、**創傷への使用は禁忌**となっています。また、術後48時間を経過し、創部が上皮化している場合には、抜糸されていなくてもガーゼ保護も不要です。

● **術後48時間はドレッシング材の交換も推奨していない**

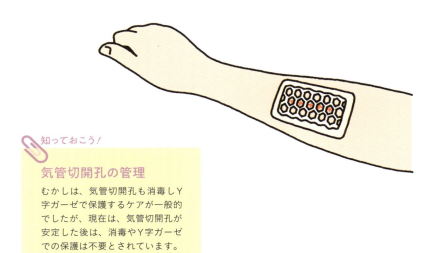

知っておこう！

気管切開孔の管理

むかしは、気管切開孔も消毒しY字ガーゼで保護するケアが一般的でしたが、現在は、気管切開孔が安定した後は、消毒やY字ガーゼでの保護は不要とされています。

 ここが変わった！

- 感染や汚染がなければ、術後48時間以内にドレッシング材を交換しない
- 術後48時間を経過し、創部が上皮化している場合には、抜糸されていなくてもガーゼ保護も不要になる

創傷ケア　手術創

現在の手順 術後48時間後の創傷の処置の仕方

1 シーツを敷く
創部が見える体位にし、処置用シーツを敷く。

2 ドレッシング材の除去
ドレッシング材を除去する。

創部や周囲の皮膚を傷つけないドレッシング材の剥がし方

❶ドレッシング材や固定テープは180度に折り返し、接着部に近い皮膚を押さえながら丁寧に剥がす。

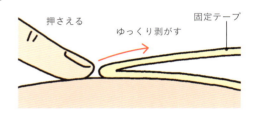

押さえる　ゆっくり剥がす　固定テープ

❷ポリウレタンフィルムは、フィルムを水平方向に引き伸ばしながら剥がす。

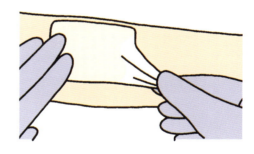

❸固定テープやガーゼ等が創部に固着している場合は、生理食塩液等で湿らせながら剥がす。または剥離剤を使用する。

剥離剤はドレッシング材との境目に滑り込ませるようにする

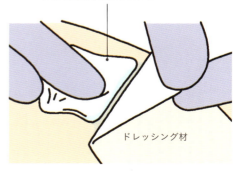

ドレッシング材

3 創部の観察

創部に感染兆候（発赤・熱感・腫脹・痛み）がないか観察する。剥がしたドレッシング材に付着している出血や浸出液の性状も観察する。

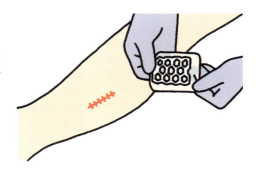

4 創部の洗浄

創部を洗浄する。泡石鹸で創部をなで洗いし、洗い流す。

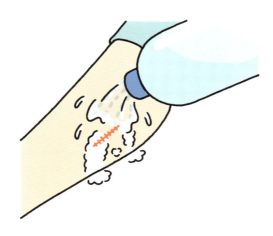

5 水分を除去

ガーゼなどで押さえるように水分を除去する。

6 ドレッシング材貼付の有無

創部が上皮化していなければ、ドレッシング材を貼付する。上皮化していれば、ドレッシング材は不要。

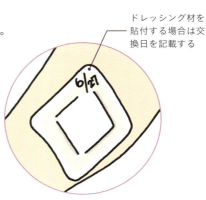

ドレッシング材を貼付する場合は交換日を記載する

創傷ケア　手術創

創傷ケアのいまむかし

褥瘡は乾燥させない

褥瘡治療の考え方は進化しています。酸素マスクなどが長時間圧迫して生じるMDRPU※も褥瘡の一種と考えられています。

※医療関連機器褥瘡

むかし はこうだった！

むかしは、患者を動かさずに臥床させることがよいとされ、その結果、患者の廃用症候群が進み、褥瘡も発生していました。当時の褥瘡管理は、褥瘡が発生してからの治療が中心であり、主な処置は消毒とガーゼによる保護でした。さらに、褥瘡は乾燥させるとよいとされ、褥瘡部をドライヤーで乾燥させることもありました。また、同じ部位への圧迫を避けるために、2時間ごとに左右へ体位変換することがルーティン業務でした。

● 褥瘡が発生してからの治療が中心

褥瘡部を乾燥させると治ると考えられていた。

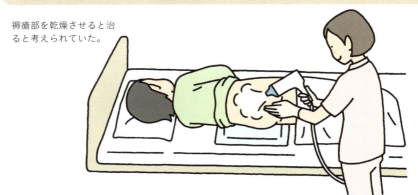

むかし の問題点

- 患者を動かさずに臥床させることがよいとされていたが、患者の廃用症候群が進行し、褥瘡が発生していた
- 当時の褥瘡管理は、褥瘡が発生してからの治療が中心だった
- 褥瘡は乾燥させると治ると考えられていた

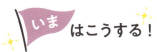
いま はこうする！

現在は、**褥瘡を乾燥させると治癒を阻害すると考えられ、湿潤療法が主流**となっています。湿潤環境を維持するための**ドレッシング材も多様化**しており、褥瘡の状態や滲出液の量によって使い分けます。また、現在は**褥瘡発症後の治療だけでなく、予防を重視したアプローチが徹底**されています。入院したすべての患者に対して褥瘡リスクアセスメントが行われるようになっています。例えば、ブレーデンスケールなどの褥瘡リスク評価ツールを使用して、患者のリスクを評価し、リスクに応じて体圧分散マットレスを使用するなどの予防策を講じます。

● 褥瘡の予防も重視

体を大きく動かすことなく、上肢や下肢を少し持ち上げて置き直す、ビニールグローブを体の下に差し込み圧を開放する、重心のかかる位置を変えるというスモールチェンジ法が増えている。このような褥瘡予防ケアを実施することで、診療報酬における「褥瘡予防管理加算」が適用されるようになっている。

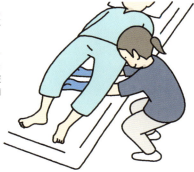

📎 知っておこう！

褥瘡好発部位
褥瘡は、仰臥位(ぎょうがい)だけでなく、座位でも発生します。

仰臥位 ─ 踵部／仙骨部／肘頭部／肩甲骨部／後頭部

座位 ─ 後頭部／肩甲骨部／仙骨部／尾骨部／坐骨(結節)部／踵部

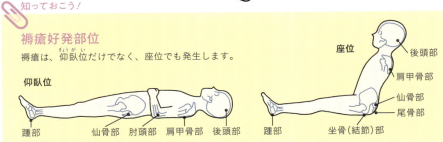

 ここが変わった！

- 褥瘡は湿潤療法が主流になった
- 褥瘡予防を重視したアプローチを徹底している
- 入院患者すべてに対して褥瘡リスクアセスメントを行っている

創傷ケア 褥瘡ケア

現在の手順 褥瘡の処置の仕方

1 シーツを敷く
褥瘡部が見える体位にし、処置用シーツを敷く。

2 ドレッシング材の除去
ドレッシング材を除去する。ドレッシング材は180度に折り返し、接着部に近い皮膚を押さえながら丁寧にはがす。皮膚が脆弱な場合は、剥離剤を使用する。ドレッシング材の剥がし方（→P.150）を参照。

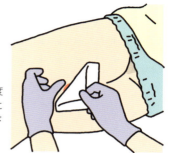

3 ドレッシング材の観察
ドレッシング材に付着している出血や滲出液の性状も観察する。

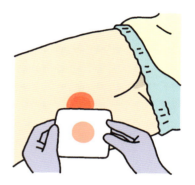

4 洗浄する
褥瘡部と皮膚を洗浄する。褥瘡内部は、ガーゼなどでこすり洗いをし、圧をかけて洗浄し、褥瘡周囲の皮膚は石鹸で洗浄する。これにより、褥瘡内への細菌移行を防止する。

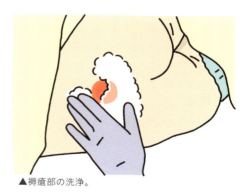

▲褥瘡部の洗浄。

5 水分を除去
清潔なガーゼで押さえるように水分を除去する。滅菌ガーゼでなくてよい。

6 褥瘡を評価

褥瘡評価スケール（DESIGN-R®2020など）で褥瘡を評価する。深さ、滲出液、大きさ、炎症、肉芽組織、壊死組織、ポケットの有無を評価する。

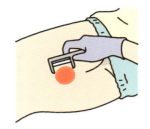

7 ドレッシング材の貼付

ドレッシング材を貼付する。軟膏塗布が必要な場合は、十分な薬剤を塗布し、滅菌ガーゼをあて、フィルムドレッシング材で覆う。日付を記載して交換日がわかるようにしておく。

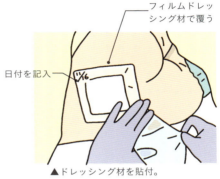

▲ドレッシング材を貼付。

〈ドレッシング材の種類〉

褥瘡の状態によって使い分ける。
- ハイドロコロイド材…水や細菌の侵入を防ぐ。
- ポリウレタンフォーム…過剰な滲出液も吸収できる。
- 親水性ファイバー…アルギン酸塩による止血効果がある。
- 銀含有ドレッシング材…銀による抗菌効果がある。

もっと知りたい！

VAC療法（局所陰圧閉鎖療法）

VAC療法とは、難治性の傷を被覆材で密閉し、専用機器で吸引して陰圧状態を維持しながら創傷の治療を行う方法です。2020年度診療報酬改定によって在宅医療での処置も可能になりました。

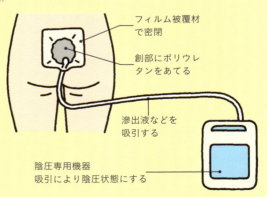

創傷ケア　褥瘡ケア

155

検体検査のいまむかし

採血針は安全機構付きの翼状針(よくじょうしん)が一般的になった

針を扱う以上、少なからず針刺し事故が起こります。物理的に針刺し事故が起きないような製品を使うようになってきています。

むかし はこうだった！

以前は、シリンジによる採血でした。手で血液を引くため、過度な陰圧がかかって血液が溶血し、検査データが変化してしまうことや、採血量が多い場合などは採血に時間がかかり、シリンジ内で血液が凝固することがありました。そして、採血管に移す時の針刺し事故も医療安全上の問題でした。小児や肥満患者などの血管が細い場合や、高齢者など血管が脆弱な場合、医師による動脈採血の場合には現在も行われていますが、一般的ではなくなっています。

● 従来はシリンジと針で採血し、採血管に移す方法だった

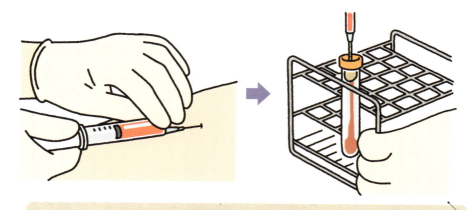

むかし の問題点
- 採血管に移す時の針刺し事故が発生
- 手で血液を引くため、検査データに変化が生じた
- 採血量が多い場合などは採血に時間がかかった

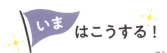
はこうする！

現在の採血は、**針が短く穿刺や固定が容易な翼状針による採血が主流**です。その穿刺針には、針刺し事故防止の安全機構が付いています。安全機構は、抜針時に**針が収納ホルダーに引っ込むタイプ**や、**針をカバーするタイプ**があります。

● 針刺し事故防止の安全機構が付いた

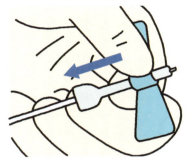
▲針が収納ホルダーに引っ込むタイプ。

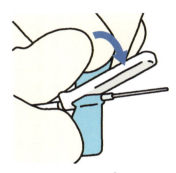
▲針をカバーするタイプ。

知っておこう！

直針タイプでの採血

直針タイプは逆血が確認できないため、血管に針が刺さったことがわかりにくいです。慣れていない人は翼状針での採血がよいでしょう。

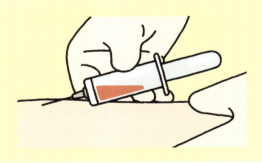

ここが変わった！

- 針が短く、穿刺や固定が容易な翼状針が主流
- 針刺し事故防止の機構が付き、安全に採血できる

検体検査　採血

現在の手順 採血の仕方

1 検体ラベルの照合
検体ラベル、採血管、患者名を照合する。
バーコードリーダーで照合する施設が多い。

2 シーツを敷く
穿刺部の腕の下にディスポーザブルシーツを敷く。
迷走神経反射による血圧低下に備え、仰臥位または背もたれ付きのいすで採血することが望ましい。

3 血管の確認
穿刺する血管を確認する。採血部位は、肘正中皮静脈、橈側皮静脈、尺側皮静脈が一般的。手関節の橈骨側は、神経損傷のリスクが高いため避ける。点滴が挿入されている側、麻痺側、シャント造設側なども避ける。

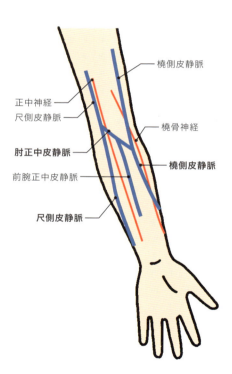

4 駆血帯を巻く
駆血帯は、穿刺部位よりも10cm程度、中枢側に巻く。

5 手を握ってもらう
患者に、母指を中にして手を握ってもらう。

6 消毒し、自然乾燥
消毒用アルコール綿で中心から外側へ円を描くように消毒し、自然乾燥させる。

7 刃先面を上にして持つ
穿刺針のキャップを外し、刃先面が上になるように持つ。

〈持ち方の例〉

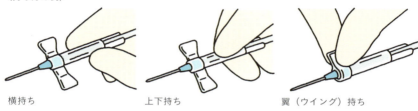

横持ち　　　　　　　　　上下持ち　　　　　　　　翼（ウイング）持ち

8 血管を固定
穿刺部より末梢側の皮膚を軽く引っ張り、血管を固定する。

9 穿刺する
針を15～20度の角度でゆっくり穿刺する。

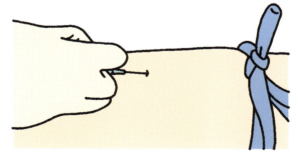

10 痛みなどがないか確認
患者に痛みやしびれがないかを確認。
しびれを訴えた場合は、速やかに抜針する。

検体検査　採血

11 手を緩めてもらう
逆血が確認できたら、握った手を緩めてもらう。

12 採血管をつける
採血ホルダーに採血管をつける。

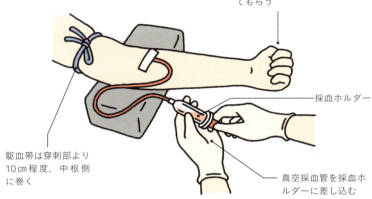

親指を中にして握ってもらう

採血ホルダー

駆血帯は穿刺部より10cm程度、中枢側に巻く

真空採血管を採血ホルダーに差し込む

13 採血管を抜く
血液の流入が停止後、採血ホルダーから採血管を抜く。
複数本ある場合は、続けて採血管を差し込む。

> **もっと知りたい！**
> 採血の順番は、①生化学、②凝固、③血算、④血糖、⑤その他。必要量が決まっている採血管は2本目以降に採血し、針内の空気の混入などで採血量が少なくならないようにします。

14 混和する
抗凝固剤などが入っている採血管は、5回以上ゆっくり転倒混和する。

15 採血の終了
採血が終了したら、駆血帯を外す。

16 抜針する

穿刺部位に消毒用アルコール綿を当て、安全装置を作動させて抜針する。針をカバーするタイプの場合は、抜針後は速やかにカバーする。

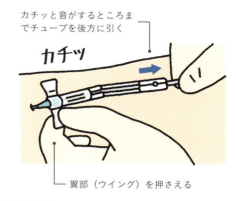

カチッと音がするところまでチューブを後方に引く

翼部(ウイング)を押さえる

17 廃棄する

速やかに針捨て容器に廃棄する。

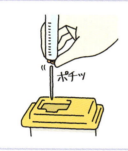

廃棄の仕方

- □ 採血ホルダーと針が一体型の場合……ホルダーごと針捨て容器に廃棄する。
- □ 一体型でない場合……ワンタッチで針のみ廃棄できるものは、プッシュボタンを押して針のみを針捨て容器に廃棄し、ホルダーは感染性廃棄物容器に廃棄する。

18 テープを貼付する

穿刺部位に止血テープを貼付する。

19 患者に説明

止血するまで5分程度圧迫すること、穿刺部位をマッサージしないことを患者に説明する。

もっと知りたい!

シリンジで採血した場合、採血管に分注する必要があります。針を採血管の栓に刺す際、または抜く際に、採血管を保持する側の手に針刺しする危険があるため、最近は、分注器具を使用します。

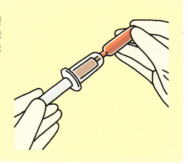

検体検査　採血

検体検査のいまむかし

血糖測定には専用の穿刺器具を使用するようになった

血糖測定器は小型・軽量化しています。血糖測定に必要な穿刺針は
専用のディスポーザブル針となり、安全性が向上しています。

むかし はこうだった！

血糖測定による血糖コントロールは、糖尿病患者の治療を大きく改善させました。1971年に初めて発売された簡易血糖測定器は弁当箱ほどの大きさがあり、重く、水洗いが必要でした。穿刺針は、専用の穿刺器具がなかったため、23〜27ゲージの針で穿刺していました。そのため、穿刺が深すぎて痛みを与えたり、浅すぎて血液が出なかったりすることがありました。

● **穿刺針は専用の穿刺器具がなかった**

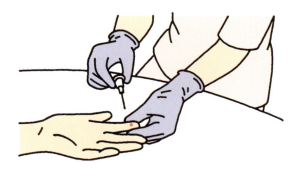

むかし の問題点
- 測定器が大きくて重く、水洗いが必要だった
- 23〜27ゲージの針で穿刺していた

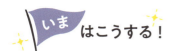
はこうする！

現在の血糖測定器は**デジタル化され、測定用のチップを装着するだけで起動**します。また、専用の穿刺針が用いられ、穿刺後すぐに引っ込む**安全機構が付いています。**そして、専用の**穿刺針はディスポーザブル**であり、感染予防にも効果的です。さらに、通信機能付きの血糖測定器もあり、測定した血糖測定器をカードリーダーにタッチすれば、**電子カルテに自動入力が可能**になるものもあります。

● デジタル化され、測定用のチップを装着するだけ

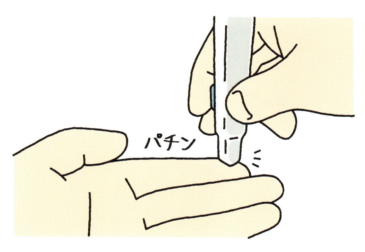

▲穿刺器具のボタンを押すと針が出て穿刺し、すぐに針は引っ込む。

 ここが変わった！

- 測定用のチップを装着するだけで起動する
- デジタル化され、測定時間も短縮した
- 専用の穿刺針はディスポーザブルになり、安全機構が付いた

現在の手順 血糖測定の仕方

1 測定用チップを装着
血糖測定器の電源を入れ、測定用チップを装着する。

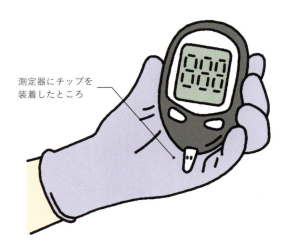

測定器にチップを装着したところ

2 穿刺針をセット
穿刺器具に穿刺針のセットが必要なタイプはセットする。

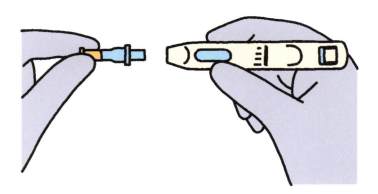

3 深さやサイズを調整

皮膚の肥厚程度に合わせて、穿刺針の深さ、または穿刺針のサイズを調整する。

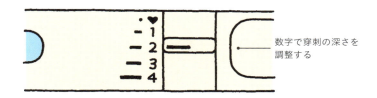

数字で穿刺の深さを調整する

▲穿刺針の深さを目盛りで調整するタイプ。

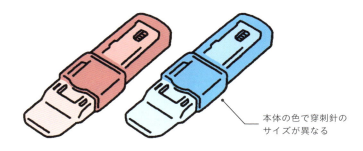

本体の色で穿刺針のサイズが異なる

▲穿刺針のサイズで深さや太さを調整するタイプ。

4 穿刺部位の確定

穿刺部位を確定する。

> **もっと知りたい！**
>
> 指先で穿刺する場合……指の側面に穿刺したほうが痛みの感じ方が少ないです。
> 耳たぶで穿刺する場合……耳たぶを貫通する針刺し事故を防止するため、耳たぶの裏側を指で押さえないようにします。

5 消毒し、乾燥させる

消毒用アルコール綿で消毒し、自然乾燥させる。

6 穿刺する

穿刺器具を押し当て、ボタンを押し、穿刺する。

指先で行う場合

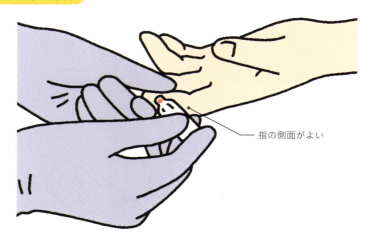

指の側面がよい

耳たぶで行う場合

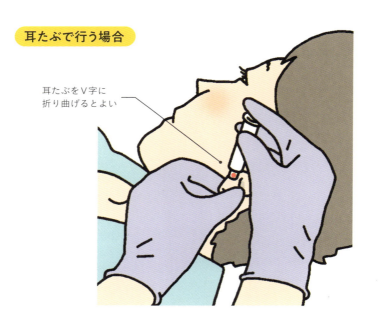

耳たぶをV字に折り曲げるとよい

7 穿刺針を廃棄する
穿刺針を針捨て容器に廃棄する。

8 血糖値を測定
測定用チップの先端を
血液に触れさせ、
血糖値を測定する。

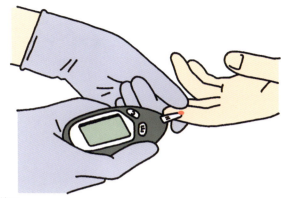

9 圧迫し、止血
穿刺部位を消毒用アルコール綿で
圧迫し、止血する。

10 チップを廃棄する
測定用チップを外し、廃棄する。

もっと知りたい！

在宅における自己血糖測定

在宅における患者の自己血糖測定はさらに進化しています。指先に針を刺さずに、センサーを皮膚に貼るだけで間質液中のグルコース濃度（血糖値と近似値）が測定できます。

睡眠時を含めた1日の血糖値の推移がグラフ化され、持続して測定できる

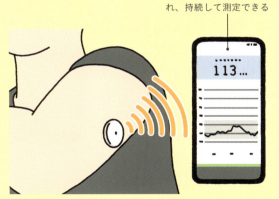

▲血糖値の上昇・低下の傾向をアラーム設定することも可能。ただし、災害時など電力供給不足の場合は、穿刺による血糖測定となり、病院では穿刺による血糖測定を行うため、穿刺の手技は身に付けておくとよい。

検体検査　血糖測定

周術期ケアのいまむかし

周術期血栓塞栓症予防は、患者ごとにリスク分類して行う

血栓塞栓症は、術後や長期臥床により下肢の深部静脈に血栓が形成されることから発症します。

深部静脈血栓症（DVT）と肺血栓塞栓症（PTE）は一連の病態であるため、静脈血栓塞栓症（VTE）と総称されます。

むかし はこうだった！

むかしは、周術期の血栓塞栓症予防策として、弾性ストッキング着用が一律で行われていました。手術患者は、術前から術後まで終日、弾性ストッキングを装着していました。

● **手術患者は弾性ストッキング着用が一律で行われていた**

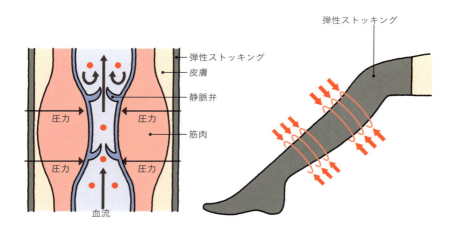

むかし の問題点

● 手術患者は術前から術後まで、リスクの程度にかかわらず、終日弾性ストッキングを装着していた

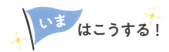 はこうする！

肺血栓塞栓症/深部静脈血栓症予防ガイドラインが2018年に改定され、患者ごとに「DTVやPTEのリスクを評価し、それに基づいた予防策を講じること」が強調されました。**一律で同じ予防法を行うのではなく、既往歴や術式などから血栓塞栓症のリスク分類を行い、適した予防法を行う**のです。例えば、低リスクの患者には弾性ストッキングや早期離床を中心とした予防策を、高リスクの患者には抗凝固療法を含めた総合的な予防策が適用されます。これにより、より安全で効果的なVTE予防が実現しています。

● リスクを考慮した適切な予防策を講じている

 知っておこう！

一般手術外科患者のVTEリスク分類と危険因子

VTEのリスクを4段階に分類し、付加的な危険因子を加味して総合的なリスクレベルを評価します。それぞれのリスクレベルに対応して予防法を行います。

VTEのリスク分類

リスクレベル	一般外科・泌尿器科・婦人科手術
低リスク	60歳未満の非大手術／40歳未満の大手術
中リスク	60歳以上あるいは危険因子のある非大手術／40歳以上あるいは危険因子のある大手術
高リスク	40歳以上の癌の大手術
最高リスク	VTEの既往あるいは血栓性素因のある大手術

VTEの付加的な危険因子の強度

危険因子の強度	危険因子
弱い	肥満／エストロゲン治療／下肢静脈瘤
中等度	高齢／長期臥床／うっ血性心不全／呼吸不全／悪性疾患／中心静脈カテーテル留置／癌化学療法／重症感染症
強い	VTEの既往／血栓性素因／下肢麻痺／ギプスによる下肢固定

VTEリスクと推奨される予防法

リスクレベル	推奨される予防法
低リスク	早期離床および積極的な運動
中リスク	早期離床および積極的な運動／弾性ストッキングあるいはフットポンプ
高リスク	早期離床および積極的な運動／フットポンプあるいは抗凝固療法
最高リスク	早期離床および積極的な運動（抗凝固療法とフットポンプの併用）あるいは（抗凝固療法と弾性ストッキングの併用）

 ここが変わった！

- 患者ごとにDVTやPTEのリスクを評価。適切な予防策を講じる
- 安全で効果的なVTE予防が実現

現在の手順 VTE予防の仕方

1 VTEリスクの評価
VTEリスクの評価を行う。

2 観察する
下肢の深部静脈血栓症（DVT）の徴候を観察する。DVT徴候として、下肢の腫脹、痛み、皮膚の色調変化（暗紫色など）、表在静脈の拡張、ホーマンズ徴候などがある。DVTが疑われる場合は、離床や下肢の加圧を避け、医師へ報告し、Dダイマー検査や画像診断の必要性を検討する。

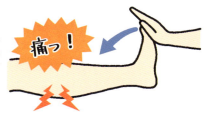

3 早期離床〈どのリスク群も可能なら実施する〉
患者の状態に合わせて、端座位、立位、歩行をする。

> **注意点**
> - 初回歩行は看護師が付き添い、呼吸困難や胸痛、咳嗽など肺血栓塞栓症の徴候を観察する。
> - 早期離床が困難な場合は、足関節、膝関節、股関節の自動・他動運動や下肢の挙上、マッサージを行う。

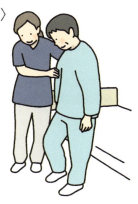

4 弾性ストッキングの装着〈中リスク群〉
適切なサイズを選定し、終日装着する。

注意点

- 1日数回、皮膚や爪の色、足背動脈の拍動などを確認し、1日1回ははき直しを行い、下肢全体の観察をする。

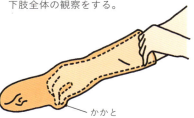

①ストッキングの中に手を入れ、内側からかかと部分をつまむ。

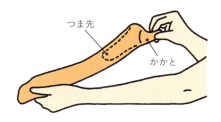

②かかと部分を内側でつまんだまま、手を引き抜き、かかと部分まで裏返す。

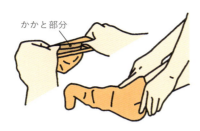

③はき込み口を広げ、つま先からかかとまではき込む。

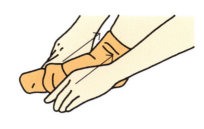

④かかとの位置を合わせ、裏返した部分を足首の位置で表向きになるように反転させる。

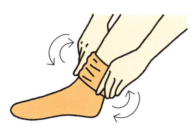

⑤両手の親指をストッキングと足の間に差し込み、半円を描くように動かしながら、少しずつ均一に引き上げていく。

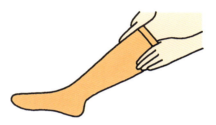

⑥上まで引き上げたら、かかとの位置が合っているか、しわやたるみがないか、ねじれていないかなどを確認する。

5 フットポンプの装着〈中または高リスク群〉

適切なサイズのスリーブを選定し、加圧する。

注意点

- □ 1日数回、皮膚や爪の色、足背動脈の拍動、スリーブ装着部の皮膚トラブル（発赤、水疱、痛み）などを確認する。
- □ 離床時はスリーブを外す。

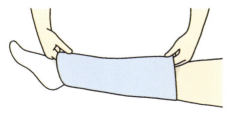

▲フットポンプのスリーブは、指2本縦に入る程度に巻く。

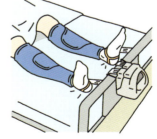

▲フットポンプを作動させ、スリーブの加圧と解除が適切にされるか確認する。

6 抗凝固療法の実施〈高リスクまたは最高リスク群〉

高リスクまたは最高リスク患者では、抗凝固療法を併用する。

参考・引用文献

【P.24-27 手指衛生】
1）WHO Hand Hygiene Technical Reference Manual :手指衛生テクニカルリファレンスマニュアル.
https://amr.ncgm.go.jp/pdf/Hand-hygiene-technical-reference_Japanese.pdf
2）職業感染制御研究会:血液体液曝露後の対応
http://jrgoicp.umin.ac.jp/index_infection_3.html

【P.28-33 個人防護具】
1）厚生労働省:標準的な感染予防策
https://www.mhlw.go.jp/topics/bukyoku/isei/i-anzen/hourei/dl/070508-5_0002.pdf
2）日本看護協会:感染予防の基本
https://www.nurse.or.jp/nursing/practice/covid_19/document/pdf/kihon.pdf

【P.34-39 N95マスク】
1）満田年宏監修:医療従事者のためのN95マスク適正使用ガイド,3M,2020.
http://jrgoicp.umin.ac.jp/rtip/HPM_528_D_N95_users_guide.pdf
2）上野哲:マスク着用による生理学的負担,日本職業・災害医学会会誌JJOMT69（1）,2020.

【P.40-45 歩行介助】
1）田中義行監修:写真でわかる移乗・移動ケア,ナツメ社,2018.

【P.52-57 酸素ボンベ】
1）日本医療機能評価機構:酸素残量の未確認,医療事故情報収集等事業 医療安全情報,48,2010.
https://www.med-safe.jp/pdf/med-safe_48.pdf
2）医薬品医療機器総合機構:ガスボンベの取り違え事故について,PMDA医療安全情報,13,2009.
https://www.pmda.go.jp/files/000143539.pdf

【P.58-63 低流量酸素】／【P.64-67 高流量酸素】／【P.68-71 HFNC】
1）日本呼吸ケア・リハビリテーション学会 酸素療法マニュアル作成委員会日本呼吸器学会 肺生理専門
委員会:酸素療法マニュアル,メディカルレビュー社,2017.
2）大村和也:医師1年目からの酸素療法と呼吸管理この1冊でしっかりわかる! ,羊土社,2024.

【P.72-75 吸入療法】
1）日本医師会: 成人気管支喘息診療のミニマムエッセンス
https://www.med.or.jp/dl-med/chiiki/allergy/bronchial_asthma.pdf
2）日本小児アレルギー協会:小児気管支喘息　治療・管理ガイドライン2023（web版）
https://www.jspaci.jp/assets/documents/jpgl2023_web.pdf

【P.76-79 口腔吸引】
1）厚生労働省:喀痰吸引等指導者マニュアル（第三号研修）、口腔・鼻腔吸引手順
https://www.mhlw.go.jp/seisakunitsuite/bunya/hukushi_kaigo/shougaishahukushi/
kaigosyokuin/dl/manual_04.pdf
2）道又元裕:気管吸引・排痰法,南江堂,2012.

【P.80-83 心電図モニタ】
1）日本医療機能評価機構:セントラルモニタ受信患者間違い,医療事故情報収集等事業 医療安全情報

,42,2010.
https://www.med-safe.jp/pdf/med-safe_42.pdf
2)日本医療機能評価機構:セントラルモニタの送信機の電池切れ,医療事故情報収集等事業 医療安全
情報,95,2014.
https://www.med-safe.jp/pdf/med-safe_95.pdf
3)医薬品医療機器総合機構：心電図モニタの取扱い時の注意について,PMDA 医療安全情報,
29,2011.
https://www.info.pmda.go.jp/anzen_pmda/file/iryo_anzen29.pdf
4)笹野哲郎監修:12誘導心電図検査手技-臨床検査技師部会のメソッド, 一般社団法人 日本不整脈心
電学会,2021.
https://new.jhrs.or.jp/pdf/book/shoseki_12yudo.pdf

【P.84-91 ミキシング】
1)医薬品医療機器総合機構：二槽バッグ製剤（バッグ型キット製剤）の隔壁未開通事例について,
61,PMDA 医療安全情報,2022.
https://www.pmda.go.jp/files/000245542.pdf

【P.92-95 三方活栓】
1)医薬品医療機器総合機構：三方活栓の取扱い時の注意について,PMDA 医療安全情報,
48,2016.
https://www.pmda.go.jp/files/000209346.pdf
2)日本医療機能評価機構:三方活栓の開閉忘れ,医療事故情報収集等事業 医療安全情報,
105,2015.
https://www.med-safe.jp/pdf/med-safe_105.pdf

【P.96-101 インスリン注射】
1)日本糖尿病対策推進会議編:糖尿病治療のエッセンス2022年版,文光堂
2)日本糖尿病協会:インスリン自己注射ガイド,日本糖尿病協会,2014.
https://www.nittokyo.or.jp/uploads/files/GUIDE_140515_B5.pdf

【P.102-107 血管確保】
1)メディカルオンライン医療裁判研究会:静脈穿刺に関し手技上の過失が認められた1例
https://www.medicalonline.jp/pdf?file=hanrei_202102_01.pdf
2)厚生労働省:看護師等による静脈注射の実施について,2002.
https://www.mhlw.go.jp/shingi/2002/08/dl/s0819-2d.pdf
3)社団法人 全国訪問看護事業協会・財団法人 日本訪問看護振興財団：訪問看護における静脈注射
実施に
関するガイドライン,2004.
https://www.zenhokan.or.jp/wp-content/uploads/guide03.pdf

【P.108-111 輸液ポンプ】
1)厚生労働省:輸液ポンプ等に関する医療事故防止対策について,2003.
https://www.mhlw.go.jp/stf2/shingi2/2r9852000000mhcq-att/2r9852000000n958.pdf

【P.116-121 簡易懸濁法】
1)倉田なおみ、石田志朗編著:簡易懸濁法マニュアル　第2版,じほう,2021.

【P.122-125 胃ろう管理】
1）上野文昭監修:看護・介護者のための胃瘻管理マニュアル,クリエートメディック株式会社,第3版,2009.
https://www.createmedic.co.jp/files/user/general/pdf/manual_peg.pdf
2）吉田篤史ほか:栄養療法における胃瘻の位置づけ,日本静脈経腸栄養学会雑誌31（6）,2016.

【P.130-133 IAD】
1）一般社団法人 日本創傷・オストミー・失禁管理学会編:IADベストプラクティス,照林社,2019.

【P.134-137 ストーマケア】
1）一般社団法人 日本創傷・オストミー・失禁管理学会編:ストーマケア ガイドブック,照林社,2024.

【P.138-141 浣腸】
1）日本医療機能評価機構:立位でのグリセリン浣腸による直腸損傷,医療事故情報収集等事業 医療安全情報,157,2019.
https://www.med-safe.jp/pdf/med-safe_157.pdf
2）医薬品医療機器総合機構：グリセリン浣腸の取扱い時の注意について,医薬品医療機器総合機構PMDA医療安全情報,34,2012.
https://www.pmda.go.jp/files/000143821.pdf

【P.142-147 膀胱留置カテーテル】
1）日本医療機能評価機構:膀胱留置カテーテルによる尿道損傷（第2報）,医療事故情報収集等事業 医療安全情報,142,2018.
2）医薬品医療機器総合機構：膀胱留置カテーテルの取扱い時の注意について,PMDA医療安全情報,54,2018.
https://www.pmda.go.jp/files/000226090.pdf

【P.148-151 手術創】
1）日本皮膚科学会ガイドライン:創傷・褥瘡・熱傷ガイドライン-1:創傷一般ガイドライン
https://www.dermatol.or.jp/uploads/uploads/files/guideline/wound_guideline.pdf
2）宮地良樹編:まるわかり創傷治療のキホン,南山堂,2014.

【P.152-155 褥瘡ケア】
1）一般社団法人 日本褥瘡学会編：ベストプラクティス 医療関連機器圧迫創傷の予防と管理,照林社,2016.
https://www.jspu.org/medical/books/docs/bestpractice_mdrpu.pdf
2）一般社団法人 日本褥瘡学会編:褥瘡予防・管理ガイドライン第5版,照林社,2022

【P.168-171 VTE予防】
1）肺血栓塞栓症および深部静脈血栓症の診断、治療、予防に関するガイドライン（2017年改訂版）2018.
https://js-phlebology.jp/wp/wp-content/uploads/2019/03/JCS2017_ito_h.pdf

おわりに
新しい看護技術への適応と
学び続ける姿勢

　看護技術は、常に進化し続ける分野です。技術や機器の進歩が著しい現代において、看護師に求められるのは、従来の技術に固執するのではなく、日々の進化に適応し、新しい知識やスキルを積極的に学び続ける姿勢です。かつては、看護師は医師の指示に従い、決まった業務をこなすことが求められていました。しかし、現在では、看護師は患者の状態を総合的に判断し、必要なケアを自ら考え、実践する役割が期待されています。

　看護現場での技術的進化は、特に近年、デジタル技術やAIの導入により大きく加速しています。たとえば、電子カルテや遠隔医療システム、患者モニタリングシステムの普及により、看護師はより多くのデータを活用し、的確な判断を下すことが求められています。また、AIによる自動解析やロボティクスの導入により、これまで手作業で行っていた多くの看護業務が効率化される一方で、看護師にはテクノロジーを使いこなすための新しいスキルが必要とされています。しかし、テクノロジーはあくまで看護師のサポートツールであり、看護の根本は患者に寄り添う姿勢と的確な判断力です。

　新しい看護技術へ適応していくためには、看護師自身が絶えず学び続けることが不可欠です。技術を習得するだけでなく、その技術がどのように患者に影響を与えるのか、どうすればよりよいケアが提供できるのかを常に考え続け、実践していくことが重要です。そして、看護師個人の努力だけではなく、他の医療従事者と連携しながらチーム医療の一員として役割を発揮することが、今後ますます必要になっていくでしょう。

　学び続ける姿勢を持つことは、患者の安全とケアの質を守るために欠かせません。現場での学びを大切にしながら、新しい技術を柔軟に受け入れ、患者に寄り添う姿勢を貫いていくことで、最良のケアを提供し続けられるのだと思います。

露木 菜緒

●著者紹介

露木 菜緒 つゆき なお

1994年に浜松医科大学医学部附属病院 ICU・救急部などに勤務し、2004年に集中ケア認定看護師を取得。2008年に杏林大学医学部付属病院のICU・HCU・SCUに勤務。2018年に杏林大学医学部付属病院 集中ケア認定看護師教育課程 専任教員となる。その後、一般社団法人 Critical Care Research Institute（CCRI）理事となり、現在、ヴェクソンインターナショナル株式会社 看護企画部に所属している。

●スタッフ紹介

イラスト／小野寺美恵
デザイン・DTP／鷹觜麻衣子
校正／株式会社麦秋アートセンター
編集協力／株式会社KANADEL
編集担当／横山美穂（ナツメ出版企画株式会社）

本書に関するお問い合わせは、書名・発行日・該当ページを明記の上、下記のいずれかの方法にてお送りください。電話でのお問い合わせはお受けしておりません。
・ナツメ社webサイトの問い合わせフォーム
　https://www.natsume.co.jp/contact
・FAX（03-3291-1305）
・郵送（下記、ナツメ出版企画株式会社宛て）
なお、回答までに日にちをいただく場合があります。正誤のお問い合わせ以外の書籍内容に関する解説・個別の相談は行っておりません。あらかじめご了承ください。

**看護師の復職をサポート！
ここが変わった！看護技術30選**

2025年3月7日　初版発行

著　者	露木菜緒	©Tsuyuki Nao, 2025
発行者	田村正隆	

発行所	株式会社ナツメ社
	東京都千代田区神田神保町1-52　ナツメ社ビル1F（〒101-0051）
	電話 03-3291-1257（代表）　FAX 03-3291-5761
	振替 00130-1-58661
制　作	ナツメ出版企画株式会社
	東京都千代田区神田神保町1-52　ナツメ社ビル3F（〒101-0051）
	電話 03-3295-3921（代表）
印刷所	ラン印刷社

ISBN978-4-8163-7677-1　　　　　　　　　　　　　　Printed in Japan
＜定価はカバーに表示してあります＞　＜乱丁・落丁本はお取り替えします＞
本書の一部または全部を著作権法で定められている範囲を超え、ナツメ出版企画株式会社に無断で複写、複製、転載、データファイル化することを禁じます。